幸而相伴 未来可「愈」

我和我的患者案例集

占归来 主编

復旦大學 出版社

上海市徐汇区医学高峰学科建设项目

（心境障碍专科）（SHXH201717）

编 写 人 员

（按姓氏笔画排序）

占归来　上海市徐汇区精神卫生中心
苏燕莉　上海市徐汇区精神卫生中心
杜宇锋　上海市杨浦区精神卫生中心
李　君　上海市徐汇区精神卫生中心
李　斌　上海市杨浦区精神卫生中心
张六平　上海市黄浦区精神卫生中心
张　芬　上海市徐汇区精神卫生中心
周天炯　上海市杨浦区精神卫生中心
周　卿　上海市徐汇区精神卫生中心
郑琰婷　上海市杨浦区精神卫生中心
赵琪婷　上海市杨浦区精神卫生中心
胡　俊　上海市徐汇区精神卫生中心
胡　健　上海市杨浦区精神卫生中心
顾惜惜　上海市杨浦区精神卫生中心
顾　群　上海市徐汇区精神卫生中心
倪　花　上海市徐汇区精神卫生中心
徐　妹　上海市徐汇区精神卫生中心
唐　潮　上海市徐汇区精神卫生中心
梁　肖　上海市徐汇区精神卫生中心

蒋艳艳　上海市徐汇区精神卫生中心
蒋琳娜　上海市民政第一精神卫生中心
孙　忠　上海市民政第一精神卫生中心
陆如平　上海市民政第一精神卫生中心
高　慧　上海市民政第一精神卫生中心

序　一

随着精神卫生事业的迅速发展,在精神科工作的领域中,有关精神疾病、精神疾病患者以及与他们相关人员(如家属、亲友、同事、精神卫生医务人员)和相应组织单位的状况和发展,也日益引起人们的重视。这些重视,不仅表现在医疗、护理、防治方面,而且表现在心理、社会、文化方面。

粟宗华院长曾经说过,精神疾病患者的病史是用血和泪写成的。所以我们要同情他们、爱护他们。夏镇夷教授也曾经说过,精神疾病患者是一本教科书,教会我们去认识疾病、治疗疾病。所以我们要尊敬他们、观察他们。从我个人的角度来说,我认为精神疾病患者是一本故事书,让我们在与患者们一次次心灵探索之后,更加了解人生、了解社会。所以我们要关心他们、理解他们。只有做好医患沟通,才能更好地为他们服务。

作为精神心理卫生的专业医护工作者,我们都知道,应该要与这些患者结成能真心诚意、相互沟通交流的朋友,走进他们的内心世界,体会他们的喜怒哀乐,关心他们的康复和命运。他们每个人,都有一本关于自己的心理成长记录书,记载着他们种种痛苦的、欢乐的、迷茫的、遗憾的故事。把他们的故事收集起来,加以整理,就可以发现每个患者都是一本可读可感的书。随着时间的推移,这些故事慢慢发酵、成熟,散发出善解人意的香味,沁人心脾,能启迪我们的人生,值得在阅读后去回忆和沉思。

上海市徐汇区精神卫生中心占归来医生，是一位热心投身精神卫生事业发展的精神卫生专业医生，他发动、组织本单位及兄弟单位医护人员，从关心精神疾病患者的角度出发，重视他们的医疗情况和社会生活环境，在平时繁忙的工作之余，不忘做一个有心人，像朋友一样对待这些患者们。他们收集患者的有关资料，进行筛选编写，提炼精华，汇总成书，名为《幸而相伴　未来可"愈"——我和我的患者案例集》。这是一本来自临床一线、体现医生内心理解和感悟的故事书。

在此，向他们的努力表示敬意！

王祖承教授

上海交通大学医学院附属精神卫生中心（上海市精神卫生中心）

中国心理卫生协会名誉理事长

2020 年 9 月

幸而相伴　未来可「愈」

序 二

　　26 个故事,26 段人生插曲。旁人可能只匆匆一瞥,当事人却可能刻骨铭心。占归来等医生从他们的众多病例中摘取的这 26 个故事,有的娓娓道来,有的朴实白描,体例、文笔不尽一致,但读来令人或震撼,或深思,或唏嘘,唯不会沉闷无趣。因为这正是他们和他们的患者——许多人感到陌生和好奇的精神疾病患者之间的日常生活。

　　上海市精神卫生中心粟宗华老院长那句"每个精神疾病患者的病史,都是用血泪写成的",曾经让初入道的我们既震惊又不解。这 26 个故事,恰为这句话增添了新的脚注。每个鲜活的个案背后,都饱含病痛、挣扎、疗愈,以及医者仁心。

　　新冠肺炎疫情袭来,占归来等 50 多位精神科医师、心理医师临危受命,组成上海第九批援鄂医疗队远赴武汉抗疫一线,为新冠患者、患者家人、救援医护人员送去专业的心理疏导和危机干预的关怀,抚慰了一颗颗恐慌、焦灼,乃至绝望的心灵,为赢得抗疫胜利做出了重大贡献。记得有一次听这支队伍的领队王振医生开玩笑讲,在武汉期间以及回沪之后,队中只有占归来一人情绪最为平稳。如今我理解了,或许正因为在抗疫工作之余还忙于整理这些故事,使他的精神压力得到了舒缓和转移,因此才得以相对"抗压"吧。其实整体上,患者也一直在以各种可见或不可见的形式支撑甚至疗愈着我们精神卫生工作者。

总之，本书可以看做是精神科医生和他们的患者共同为关心精神卫生工作的人们奉献的一幅多彩拼图，每个人从不同角度观之，都能获得自己的感悟，以及相关的科普知识。希望这样的著作今后能更多涌现，让更多的人走进精神科医生和患者的世界，从而更好地理解精神卫生，关爱精神疾病患者。

谢斌教授

上海市精神卫生中心

2020 年 10 月

前　言

To Cure Sometimes, To Relieve Often, To Comfort Always（有时治愈，常常帮助，总是安慰）。这是长眠在纽约东北部撒拉纳克湖畔的特鲁多医生的墓志铭。这段简洁而富有哲理的话语，用来形容我们精神卫生临床工作者们再恰当不过，帮助与安慰亦是医学的一种责任。

我作为一名精神科临床工作者，在一线工作 20 余年，期间接触了许多形形色色的精神障碍患者，有重性的，有轻症的，有年轻的，有年长的，经历了他们从治疗、住院、出院、复诊、病情复发等各个阶段。许多精神障碍患者经过药物治疗、心理治疗、精神康复、健康教育等一系列系统治疗后，病情得到了良好的控制，甚至达到临床痊愈，即症状消失，对疾病有认识能力，能够安排自身事务，胜任自己角色相对应的工作和学习、处理好人际关系，从而回归社会。当然他们能否痊愈也与病程、治疗时机、治疗反应、病前性格、家庭环境和社会环境等因素有关。

本书由精神科临床医生、心理治疗师、心理咨询师、社工、社区医生等一线医务工作者共同编撰，是以精神障碍患者为背景的案例集。书中个案之间相互独立，对患者的个人信息及隐私进行了相应的处理和保护。以医务工作者的角度，或以患者自述的口吻记录医患之间的故事，将精神障碍患者有血有肉、有情感、有尊严、有发展潜能的一面展现在案例中，让更多人了解精神障碍患者和精神疾病，给予患者们更多的理解、包容、接纳与关爱，以期达到消除歧视和偏见。这是精神科同道的一份职业责任和社会责任，亦是我们编写本书的初衷，同时希冀通过案例分享，引起广大读者共鸣和思考，帮助那些正遭受疾病折磨的精神障碍患者，树立早日回归家庭和社会的信心，托起新生的希望。

《幸而相伴　未来可"愈"——我和我的患者案例集》终于可以和大家见面了。感谢上海市徐汇区卫生健康委员会、上海市医学会精神卫生分会、上海市医师协会精神科医师分会、上海市医院协会精神卫生中心管理专委会的指导，感谢上海市徐汇区精神卫生中心的同事们共同努力，感谢兄弟单位上海市杨浦区精神卫生中心、上海市黄浦区精神卫生中心、上海市民政第一精神卫生中心的同道们共同参与，感谢上海市精神卫生中心王祖承教授、谢斌教授的指导，感谢编委们认真细致的编审工作，感谢复旦大学出版社编辑贺琦老师的支持，还有我同事蒋艳艳的文字校正工作。我真心希望本书能够帮助广大读者更好地理解精神卫生工作及精神疾病患者，不尽如人意之处，也请患者、同道们理解和包涵。

上海市徐汇区大华医院
上海市徐汇区精神卫生中心
2020 年 11 月

目　录

幸而相伴 未来可「愈」

伊芸和萧彤

　　伊芸和萧彤是一对母女,伊芸全名是关伊芸,萧彤全名是韩萧彤。

　　认识她们是在 12 年前,应该是 2009 年 4 月的一天,一位 30 岁出头的女士伊芸坐在医院的接待室。我进来后,她站了起来,身材挺好,脸型算是漂亮的那种,齐肩直发,穿着浅藕色的风衣,衬得面色有点晦暗。她面前的茶几上放着一把黑色雨伞和一只敞开口的塑料袋,袋里装有一些药瓶和就诊发票。原来是几周前她来医院,门诊后取药时,药房发错了药,误将氯丙嗪发成奋乃静,而这位女士呢,也没有认真核对,更是稀里糊涂地服用奋乃静 2 周,同样是每天 2 粒。由于睡眠不行,入睡困难,精神逐渐有点萎靡,这时她才发现服的药物不对,于是赶紧到医院投诉,要求解决问题。院领导安排我处理这件事,很快便就查清事件原委。事件经过并不复杂:查对医生的处方,没错;核对药房发药环节,确实是发药错误,我们承认是工作失误,同意调换药物,因为这个事件对她生活和家庭产生了影响。我代表医院向她表示歉意,这位女士也接受了道歉。临了时,我叮嘱她尽快恢复原方案服药,病情有变化及时复诊,这个事件按说也就解决了。

　　又过了一周,我接到伊芸父亲的电话,称伊芸在家发病了,整夜不睡觉,尽说些胡话,说自己身体被母亲控制住,夜间趁她睡着后用电针刺她,家里的自来水有股腐臭气味。她拿眼睛看人直勾勾的，也不肯来医院就诊。跟领导汇报后，我直接赶去她家里看看。

伊芸的家位于上海西南部梅陇地区，一个建于 20 世纪 90 年代初的小区，公共绿化还不错。她家在二楼，是个两室一厅的小户型。卧室一南一北，中间有个小厅，因为是边套，所以厅里有个窗户，室内采光还挺好。我进入朝南的主卧，房间里散发出一股异味，她穿着睡衣，斜靠在床头也没起身，看上去很慵懒，与上次见到时的状态相比，变化明显。我们聊了起来，她用一种与上次不同的高频声讲话，刺耳且不舒服。确切地说她发病了，已不属早期波动状态了。聊了一会，我回到客厅坐下，她母亲在我身后掩上了房门。大家都各有心思，我也就直奔主题说开了，先是谈了谈病情，接下来商量了治疗方案。这个倒也不难，毕竟确诊精神分裂症已经 10 多年了，一直用氯丙嗪治疗。目前她本人不肯服药，尊重她父母意见，暂时不考虑住院治疗，先让她用一种口服溶液剂型的药物，混在食物中藏服。第一次与他们交谈，也只限于对病情的交流。

此后又去伊芸家三四次，她的病情逐渐好转。两三个月后再见到她时，觉得她的眼眸重又清澈，面色红润。见到我时有些不好意思，可能是回想起自己生病时的病态吧。有一次去，看见了她女儿，也就是萧彤，当时才六七岁的样子，应该刚从学校放学，背个小书包，唱着可能是老师新教的儿歌，跟在外婆后面，一蹦一跳地走回来。见到我时，一扭身闪到外婆的身侧，故意避开我的目光，迅速躲进自己的小房间里。还有一次遇见了伊芸的姐姐，据说是本市一所科研机构的研究员，气质很好、很优雅的一位女士。她俩的父母都是高校老师，父亲是文学院教授，母亲是图书馆管理员，都很儒雅、质朴。他们家人意见是只要她对解决方案满意就行，他们没意见。后来伊芸提出了一个金额，最后经过协商，我们支付了

5 000 元,这样这个事件才算正式了结。这已是那一年的事了。

再次见面是在 5 年后,其间伊芸一直在我院门诊随访治疗,看的是普通门诊。一天她过来看我的专家门诊,我一眼认出了她,还是一幅很清爽的样子,比前几年似乎胖了一点,但算不上发福,依旧是长直发,挑染了一点点枣栗色,低调而内敛。与她聊了会,听下来都还挺好,病情和生活都挺稳定。她说以前一直在一位女医生处看诊,想以后是否可以在我这里看门诊。我对她是蛮同情的,但是因为当年那件事,心里不是很情愿,不大想接诊,就对她说:"继续在那边看比较好,龚医生对你的病情很了解。我呢,患者也很多,挂号费又贵,对你不太适合。"

此后,她还是坚持来看我的门诊。她属于重病无业患者,本可以享受政府帮困政策,她放弃减免医药费的帮困门诊,坚持看我的专家门诊。就这样,她一直坚持到今天,每月复诊,也一直没住过医院,偶尔有点病情波动,基本是稍微调整下药物,都能顺利应对过去。

伊芸一直在我的门诊随访,慢慢也了解到她的很多信息。她在大四下学期开始发病,当时正值毕业季,每天赶毕业论文,经常熬夜,晚上睡眠严重不足,白天则迷迷糊糊。突然有一天晚上,她睡在宿舍床上,觉得有股电流电击后脑部,隐约听见有人说话的声音。几天后在图书馆时,又听到同宿舍的室友在责骂她,她顿时很恐慌,没顾上毕业考试和论文答辩,赶紧逃离学校。

父亲随即带她去医院看病。就这样,此后她就一直与精神分裂症这个疾病相伴了,药物也没有停服,因为当时治疗及时,疗效很好,几个月后就彻底康复了。由于没拿到大学毕业文凭,就业也困难,后来通过亲戚帮忙,安排她在一家企业做出纳。也是通过同事介绍,与一位工程技术员恋爱,一年后结婚,然后生下了女儿萧彤,生完孩子后,她就在家全职带孩子。萧彤 2 岁时,夫妻之间因为沟通不善，经常吵架，最终两人平静分手。伊芸对离婚原因的解释是丈夫不成熟，缺少责任心；自己把心思都花在女儿身上，忽略了与丈夫交流。说起这些时，伊芸眼神里有股淡淡的忧伤。之后她很少谈及她丈夫。

　　大概是在2016年早春，伊芸带着女儿来找我。萧彤当时在读初三，有一段时间不愿去上学，回家后经常哭哭啼啼，说班级有同学欺负她，好说歹说都不肯去，有时整天躺小房间床上，一句话也不愿说。她也没有办法，只能让孩子先在家休息。又过了一段时间，发现女儿有拿美工刀划伤手腕的行为，这下她很害怕，赶紧带女儿来看我门诊。当时见到小姑娘时，已经与印象中的模样完全对不上了，长得高高的，体型偏瘦，一头又黑又亮的长发，十分清秀，脸上还有几颗小青春痘。走进诊室，一言不发低头坐在我对面，眼神没与我对视，神情恍惚，反应有些迟钝。我看了下她的左手臂，布满了一道道划痕，有些还是新的痕迹，好在都不深，要是夏天穿短袖时这些划痕一定会外露的。考虑萧彤年纪还小，综合伊芸的描述，我没有给予明确诊断，仅写抑郁状态。她俩采纳我的建议后，萧彤接受了抗抑郁药物治疗。两三个月后，萧彤逐渐恢复了往日的欢笑和活力。

　　与萧彤慢慢熟悉后，她也比以前话多了，很多时候也有说有笑，跟医生我也像个老朋友一样了，会把在学校遇到的开心事说给我听，或是受到老师表扬了，或是参加某个活动了。说话时都挺自然，甚至有时与我也比较亲近，会把手机里的内容给我看，有她的生活照、自拍小视频，等等。也会说些她与她妈妈之间的小秘密。有一次还很顽皮地绕过办公桌，蹑手蹑脚走到我这边，趴在我身边，手托下巴，迎着电脑，娇嗔道："我看看裴叔叔在给我整什么'黑材料'"。少女的可爱小清新，绽放而又恰到好处。认识时间久了，她也不称呼我裴医生，而是叫裴叔叔。发病时的情形她不愿多述及，但有一次，她悠悠地说："他们知道我家的事，都看不起我。"他们应该是指她的同学。

此后，萧彤与其母亲一直定期来复诊，偶尔也有状态不太稳定、情绪不好的阶段，一般都是与自行减药量或者遇到一些不顺心事情有关。为此，我们进行过沟通和交流，后来伊芸的氯丙嗪也改为利培酮（1 mg/d）维持，两人都愿意接受小剂量药物维持治疗的方案。伊芸常嘀咕："我这样吃也就算了，女儿这么小，以后怎么办呢？"

再后来，萧彤初中毕业了，由于学习成绩不太理想，就选择中职学校，就读服装设计专业。一开始状态还不错，她告诉我，等到中专毕业了，还能继续在本校读高职，可以拿到大专文凭。班级有20多个同学，大家相处也不错。开学后不久，老师让她当班长，她还把当班长的聘书拿给我看，看得出这小姑娘是发自内心的喜悦和灿烂。这期间每次来复诊，她都很高兴，有时会给我带杯星巴克的咖啡（Caffe Latte），有时是一块巧克力，也会像大人似的嘱咐我多休息。

过年前，学校要筹办一场迎新文艺汇演活动，老师请她担任活动策划兼主持。连续的排练和晚上熬夜，她开始觉得太累，抱怨吃不消、睡不好，担忧做不好这个活动。我鼓励她说："看得出你已经做得很好了，老师和同学对你的策划方案等都很满意……"建议她试着降低些自我要求，再找几个同学一起，大家有分工，这样可以轻松点，效率也会更高些，还有晚上要休息好，可以暂时加服助眠药，她答应着。

可是再一次见到她们时，萧彤说读书坚持不了，索性不去学校了。伊芸拗不过她，也就由她了。

就这样闲散着有大半年时间吧，小姑娘开始迷上网络直播，做得还不错。她给我看过她的直播画面，确实有一大群粉丝，蛮多的

伊芸和萧彤

彤粉对她评价很好，给她打赏和送鲜花，还在线下建了群。期间萧彤来就诊时，时常变换装扮，一会是哈韩风格，染着金黄色长发，戴顶棒球帽，配上超长的直筒裤；一会又是北欧风格，披件风衣，下身黑色休闲裤，配一双匡威（CONVERSE）纯黑色帆布鞋。总之，与之前打扮大不相同，很时尚。她妈妈说她在网上很自信，可能是与认识的网友谈恋爱了。萧彤矢口否认，但承认自己很享受现在的生活，喜欢购物花钱，晚睡晚起，并不觉得累。自己说很多话，却嫌妈妈啰嗦话多。这期间，我考虑萧彤是双相障碍，有轻躁狂的表现。后来她们接受了我的建议，以小剂量情感稳定剂治疗，并作为维持期的主要药物。

　　时间过得真快，似乎在一转眼间，与伊芸母女亦医亦友已是 9 年了。2018 年初秋的一天，伊芸又来复诊，她面色阴郁、神情憔悴。她告诉我，她父亲突发脑出血去世了，从发病到离世就 3 天时间，她一下子很难接受这个事实。沉默了一会，她黯然地说道："我们家唯一的男人走了……""我一直担心女儿，她的性格不好。""找您看病，是希望您能帮到我女儿，对她能起到积极影响。"听到这些，我霎时有些伤感。

　　想起那是位清瘦严谨的学者，说话一字一句，不急不慢，待人和气友善。伊芸的父母早几年都退休了，住在嘉定城郊的一套房子，比较清静，因为腿脚不好，往市区来得少。姐姐与丈夫前几年也离婚了，后来陪女儿一起去国外读书，现在也移民去新西兰了，在上海也就祖孙仨女性。伊芸的父亲曾通过她转赠我一把折扇，上面是他写的一首岳飞的《满江红》，飘逸俊朗的行草，抒发了他对生活的热爱和理解。那把扇子至今还在我办公桌里，可惜斯人已逝。

　　2019 年初，伊芸慢慢走出了父亲去世的阴影，逐渐恢复了往日的神情。又一次来就诊时，她化了一点淡妆，头发和服饰都有刻意打理的痕迹,还有久违的香水味。她告诉我,女儿逐渐长大了,也不需要妈妈了,想着应该出去做点事。这几年她也在学习,已取得西式面点师、化妆师、二级心理咨询师等证书,也在社区学校做一些志愿者工作,帮一些社区老人、残疾人做点公益事情,感到很充实。女儿在家也算稳定,就是吵着要去开个鲜果汁铺,前段时间在七宝那边商业街找到了一个摊位,市口也好,租金还很合算,近期装修好了就可以开业了,下次再来时要请我喝鲜榨果汁。

2019 年暑假快结束前的一天,我送儿子去顾戴路的一家培训机构上课。因为下课时间还早,待着也是无聊,记得伊芸开的店铺应该就在附近,便漫步找寻过去。那幢购物中心看起来很新,应该开业不久。在这样大热天的傍晚,人们离开待了一整天的空调房,纷纷出来透透气,所以这里人流量很大,人气很足。

她的店铺在地下一层的一侧拐角处,离电梯不远,来往人流都要经过这里,位置确实不错。

远远地看见伊芸和萧彤都在忙乎,母女俩穿着统一的白色的短袖 T 桖,系着鲜橙色的围兜,头戴白色棒球帽,两人站在一起时,女儿明显比妈妈要高一些了。走近几步打量这个店铺,也就是一个格子间,大概五六平米吧,柜台后面是操作间,一排水果架,摆放着鲜艳诱人的时令果品、冰箱、清洗池、料理台、外包装杯架、电视叫号屏、广告机依次排开,井然有序,与大厅中的嘈杂声相比,倒也觉得闹中有静。操作间里,还有个中年男人,原先蹲在地上打扫卫生,这时忙着收拾,看起来动作挺利索有型。不时有人过来点果汁,有外卖骑手取件,三人忙碌接待有条不紊,场景亲切和谐。看了一会,我转身离开。

步出清凉的大厦,8 月底的傍晚,太阳斜挂在楼宇间的空隙里,依旧很烈,不过内心并不觉得燥热,相反却是冰爽、通透。

这样慢慢梳理自己的记忆,讲述她们的故事,也不得不感叹,时间像穿过指缝的阳光,似溪涧的流水,静静地流逝。记忆中的生活,时若班得瑞(Bandari)的山林虫鸣一样静谧亲切,时若莫奈的油画色彩绚丽斑斓,会有遗憾,却是美好而值得回味。

上海市徐汇区精神卫生中心　占归来

2020 年 2 月 18 日　于上海　初稿

2020 年 3 月 3 日　于武汉　三稿

2020 年 4 月 2 日　于上海　定稿

幸而相伴　未来可「愈」

雍老和他的儿女们

清晨4点不到醒来,想在床上翻个身,该死的腰椎间盘突出,后腰僵硬麻痹,伴着这股隐隐酸痛劲,大脑"嗖"地一下清醒了。昨晚睡前得知,今晨是雍老先生的追悼会,一夜也没睡好,迷迷糊糊地脑子里放了一晚"电影"。

妻还在熟睡中,我索性起床下地,轻手轻脚坐到书房,泡了壶茶。

和雍老认识有10来年了,雍老是一位农学作物栽培与耕作方面的专家,曾多次去国外讲学和指导项目,享受国务院政府特殊津贴,有过两次院士提名机会,在该领域是一位权威专家。在去世前几天还在横沙岛,指导一帮学生们进行无花果优化种植项目,回沪后突发心脏病于复旦大学附属华东医院去世。用其老伴陈老师的话来说,他眼里只有工作,家庭和孩子的事从来不上心,75岁了还退而不休,关键是又还要经常下乡,实地指导学生和项目。老伴的唠叨和劝说听不进,这几年也尽量不去管他,只能努力配合,帮着做一些后勤保障工作。"一个为了工作而生的人,你能对他说啥呢?""年轻时也就是看中他这点。"陈老师不无感慨地说。

清晨的龙华殡仪馆内,行人脚步匆匆,脸上表情凝重。雍老的追悼会安排在二楼的云鹤厅,走道上摆满了花圈和鲜花篮。大厅正中放了投影屏,正在播放雍老生前的照片和短视频,看得出这是一位德高望重的老专家。播放的背景音乐,不是哀伤乐曲,却是萤火虫乐队的轻音乐，整场告别会气氛轻松，似乎老先生仅是出门讲学或考察，并未走远，不久后某天就将"回来"。

雍老的家庭情况比较特殊，他和夫人曾给我介绍过，这是一个精神疾病高发的家族。主要源自母系方面，陈老师的上一代和下两代，共有 36 名血缘关系的家族成员，可以追溯到其中有 9 名确诊（或家人公认）为各类精神疾病。因为部分亲人在国外定居，或离世或失联等原因，一些成员病情不是很详尽。陈老师在家中九姐妹中排行第七，她的小舅舅、大姐应该是有精神病，当时没有去看病，按现在说法可能是精神分裂症，现均已过世。她的一双儿女雍若容和雍惟分别患抑郁症和双相障碍。她的三位外甥（女）确诊为抑郁症，两位侄孙女患抑郁症，这五位目前均生活在国外，陈老师与这些孩子们没见过面。

雍老和陈老师结婚比较晚，所以两个孩子年纪都不大，雍若容和雍惟分别是生于 1978 年和 1983 年。10 年前，我参加一个为老专家医疗服务的志愿服务团体，认识了雍老，当时他也就 65 岁，是位很年轻的老专家了。他主要存在长期失眠的问题，一直需要服用安定类药物，因为患病时间太久，也很难停药或者换药。其间我曾试着更换有镇静作用的抗焦虑药和抗抑郁药，但效果都不好，最后只能作罢。好在雍老很乐观，坦然接纳这些。后来接触多了，他给我讲了很多他家庭的事。老伴陈老师是个典型的家庭女性，长期为家庭操劳。我认识他们时，她已经从厂医岗位上退休了，主要精力就放在照顾两个孩子和雍老的饮食起居上。说起两个孩子，雍老是既爱怜又自责、内疚，因为年轻时多年在崇明岛工作，顾不上在长宁区的家。"那时跟现在不一样，同样是在上海，单程也要一天时间，遇到刮风下雨轮渡停摆，还没办法回来，一般几个月回一趟上海长宁的家里。"雍老说。所以家事都是陈老师一个人承担，一边上班，一边照顾孩子，风里来雨里去。说起这些他总觉得亏欠家人很多，他还常会加一句："那个年代，也没有办法，这样的家庭很多。"

对雍老儿女们的了解，是跟雍老交往中逐渐得知的。雍若容是一位细腻又要强的女性，从小到大，不需要爸妈操心，什么事都会自己处理好，就是常说的"别人家的孩子"。从不给爸妈添乱，人又长得眉清目秀，学习好，老师喜欢，同学喜欢。上初中时，就不断收到男生的情书，但是她心思在学习上，压根也没有看上那帮"青蛙"们。

这样的状态持续到高二下学期，班级里来了位从北京过来的插班生。男生长得高大帅气，性格外向，阳光开朗，学习成绩也很好，老师安排他和若容同桌。这样一对俊男靓女坐一起，花季少男少女的所有羡慕、嫉妒、恨，把他俩青春懵懂的意识激活了。慢慢地，他俩除了讨论学习外，放学后一起乘车回家，周末时常相约去书城或图书馆看书。不久，班级内的氛围明显改变了，一部分同学开始疏远她，有人在背后议论他俩，阳光男孩也经常受到一些大胆女生的骚扰，常有女生借机请教题目，或者放学等在校门口，要跟他说几句话，递个小礼物啥的，花样层出不穷。老师后来也看出些端倪，分别找他俩谈话，并把他俩座位分开了。女孩的心思是敏感自尊而又脆弱的，时间一长，他俩之间的关系就变得微妙复杂了。以前有说有笑，同进同出，这时两人座位隔得不远，一天也不说一句话，有时面对面遇到似乎也没看见对方不打招呼。

1996年时高考已开始扩招了，但是高考压力还是很大，在这种莫名的情绪影响下，若容的成绩迅速下滑，很快就跌至年级200名之后了，这样下去估计进"一本"是没有希望了。她哪能经受这种落差，没过多久，若容的状态发生了明显变化，回家后就关上房门，也不出来吃饭，不跟家人说话。妈妈追问原因，她也不说话只是哭。妈妈忙碌了一天，做了晚饭女儿不吃，妈妈也是有情绪的。

雍老和他的儿女们

一个推门要进去，一个又不开门，两人就对峙上了。母女俩这样吵吵闹闹了一阵子，当时也就想着是孩子青春期叛逆，没想到后来有一天，平时一早出门上学的若容，到早晨7点多了，妈妈敲门半天也没动静。她突然有种不祥的预感，慌乱中破门而入，眼前景象吓得她至今后怕，床上、地板上都是血，这下妈妈六神无主了，慌乱中只知道抱着女儿大哭。后来在邻居帮助下，叫来救护车送医院急救，幸好还算及时，没有生命危险。处理好伤口之后，再带她去精神卫生中心看病，医生建议住院治疗，又联系不上孩子爸爸，也没辙，只能听医生建议。后来住院治疗2个多月，病情基本稳定了，也办理了休学手续。

差不多大半年后，若容又恢复了往日的乖乖女形象，自信乖巧而又执着，只是再也不肯去原来学校上学，开学后她就转学了。第二年高考成绩很好，顺利进入本市一所"211"大学，学习金融专业。此后她的抑郁症病情一直稳定。

大学毕业后，若容入职一家外贸公司，几年后与一名韩国人结婚，她先生也就是她的老板。那位韩国人原本有过一次婚姻，有个10岁的儿子与前妻住在首尔，平时往来不多。他俩婚后住在古北的一套独栋别墅，那位老板在首尔江南区也有家族企业和豪宅，他经常穿梭于中韩之间。这些都是后来与若容熟悉后，她陆续告诉我的。与她相识是在2014年前后，那时他们夫妻之间感情已经出现了问题，因为彼此间聚少离多，那位韩国人与首尔的前妻也藕断丝连，据说还有其他不确定的女伴。

婚后若容一方面需要打理三家公司的业务，还有两个女儿的学习辅导压力，再后来还要处理感情的纠葛，她再次抑郁，出现强烈的自责、自卑，还有自杀倾向。后来用她自己话说，"半年多的时间仿佛在黑暗中穿行了一个世纪"。好在她知道需要接受治疗，因此我们也就认识、熟悉了。她的治疗效果很不错，抗抑郁治疗不久,情况改善明显。经历这次患病后,她终于下定决心斩断这段感情纠葛。经历两年之久的持续诉讼后,她与那个韩国人终于离婚,拿到了一大笔补偿金、房产和上海的一家分公司所有权。

后来她说,我决定该怎么做时,内心反倒不害怕、不恐惧了,从那种纠结状态中,一下子清醒了。第二次接受治疗后,她主动要求长期服药。她说:"我有家族史,有很多麻烦的事情,上有老下有小,我不能再复发了,爸妈为我已老了好多。"所以她坚持每日服50 mg 的舍曲林。我隐隐能感受到她的隐忧和无力感。

6 年来,她定期预约复诊,每次我们会做一次长谈。有一次,她似乎犹豫了很久,想好了要跟我倾诉心声,那是她婚内的一段婚外情,看得出她一直很不安,说出来也是对自己内心的一个交代,似乎唯有如此才能放下,跟过去做个告别。

现在的若容,依旧很忙碌,每天要打理公司很多的事,还要看着两个女儿的学习。有时也把母亲接到位于陆家嘴附近的房子住上一段时间,不过老人不太习惯吵闹的环境,还是要住回自己在长宁区的老房子。

有时若容跟我说,这样旋转的陀螺似生活,才能让她感觉到存在,一旦静下来,反而找不到自己,不知道存在的意义,自己从小做事都是很认真,追求完美,到了这个年纪,却觉得很多事真没那么重要了,但是不去做,自己也不知道该怎么生活了?好像自己背离了生活的初衷,离年轻时的理想越来越远了。孤独时也很想有个伴,可是哪有那么容易呢?唯有看着两个女儿在长大,心里才有一丝慰藉。

要说雍老夫妇为若容的事操心,那倒还算不上啥。若容只是报喜不报忧,从来也不会把自己的不快乐告诉父母,都是实在撑不下去时被父母发现,平时他们也不会想到女儿会有什么困难,但是老人们也帮不了她,她的生活他们不懂。

那雍惟的生活，就是麻烦比较多的了。"原本也没想要这个孩子，后来怀上了也就想办法留下来了，那个年代还是很麻烦的，为此老雍调回上海也是受到影响的。"陈老师如是说。这孩子从小就让人不消停，小时候经常生病，发热感冒不断，一天到晚去医院吊针，上幼儿园、小学时调皮捣蛋，常常不做作业，被老师晚托班留下来经常批评，但是屡教不改。总之他跟姐姐是完全不一样的两个人，为此没少挨妈妈打骂，几乎是三天一小骂，五天一大打。到三年级时，又开始有新情况，出现面部肌肉抽动，起初爸妈也没在意，后来越来越频繁，伴随着挤眉弄眼，嗓子还发出"呃、呃"声，而且越让他屏住时症状越严重，越紧张面部抽筋越明显。去儿童医院看医生，妈妈话还没说完，医生就诊断为儿童抽动障碍。这个病也影响了他学习，与他在一起的小朋友又不懂事，就经常取笑他，他为此困扰、自卑，跟同学吵架、打架都干过。后来服氟哌啶醇治疗好些年，效果倒还不错，没多久抽动和发声明显减少，这样一直坚持到初二后才停药，以后也没有复发。上初中后雍惟也大变样，一下子静下来了，跟以前判若两人，甚至有些过于内向、害羞了。

到了初三，雍惟的成绩继续保持班级垫底，勉强进了一所普通高中，父母也挺担心这孩子。"能读个'二本'就是祖坟发热，烧了高香了。"妈妈说起他时心思愁结，"长不大，没心思，缺心眼。"可怜天下父母心啊！

雍惟有个爱好，从小喜欢绘画，他跟着老师学了很多年，客观地说他的油画水平挺高；小学、初中、高中时他都参与过老师的画展，先后有100多幅作品随老师的一起展出；坚持画画是他多年养成的一个习惯，到高三时像他这种情况，走艺术类招考是一条适合的途径。上海大学艺术学院是首选，不过他的文化课成绩实在太差，根本不可能进上海大学艺术学院的。那时离高考还有几个月时间，家人给他请了家教，每门文化课补课，晚上和周末时间都排满。不过雍惟很受挫，老师讲的内容完全听不懂，似乎对牛弹琴，一道题讲了很多遍，再做还是错，这样一个月下来，他天天愁眉苦脸，眼神涣散、游离。补课老师也吃不消，评价他"没开窍、补不进"。老师换了好几茬，最后没老师愿意接手。雍惟情绪一落万丈，出现极度的自卑、消极、强迫，晚上睡不好，白天没精神，出现反复洗手、检查作业，还有自残行为。这样一来，家长赶紧停止补课了。但是这些异常表现并没有消失。这样过了2个月，也不能去上学，家长带他去心理咨询中心咨询，医生诊断为抑郁伴有强迫症状，需要药物治疗。有了姐姐的前车之鉴，父母赶紧采纳治疗意见，此后情况才逐渐有所改善，但是他害怕出门、紧张、自闭、情绪不高，所幸强迫症状有所减轻。这样一来高考也无法参加了。第二年下学期，病情恢复稳定后，他提出复读，这次家长心里憋得慌，决定由着他的性子，能学到啥样就啥样了。不过病好一场后，这小子似乎开窍点了，第二年高考成绩还行，在进上海大学艺术学院的同级同学中文化课成绩还不算差，专业课成绩不用说也没问题。

在后来的故事中，雍惟在大二期间，一次暗恋导致躁狂的发作。他喜欢上低一级壁画班的清纯小学妹。从此一发不可收拾，原本语文考试不及格的腼腆小伙，诗兴大发，连续创作了大量的诗，滔滔不绝地向学妹传递表达爱慕，一下子变成了一位自信、自负、狂妄的"威哥"；天天给小学妹电话、短信骚扰，等在教室和宿舍门口，截住学妹要约会，吓得学妹要报警。这下老师也发现问题严重了，通知家长接其回家，建议去医院精神科看病。父母当然知道自己孩子的情况，这次医生诊断他患双相障碍（躁狂发作），说赶紧治疗吧。可是看门诊他又不愿服药，只能选择住院治疗了。这样又折腾了近1个月的时间，终于使病情稳定。雍老夫妇心疼儿子，还是早早接他出院回家治疗。此后雍惟也还算是懂事，接受医生的建议，长时间药物维持治疗，后来也顺利毕业。此后病情也一直

雍老和他的儿女们

稳定，我给他改为小剂量情感稳定剂维持治疗。他的艺术创作并未受到影响，这些年他一直沉浸在自己的画作中。他的生活简单而重复，有自己的一间工作室，没有再谈恋爱，与父母住在一起。这 10 年中，他的艺术造诣也越来越高，在徐汇滨江的一座艺术馆、虹桥某处的旧厂房、四川北路的一座公寓（LOFT），分别举办过几次个展。据说，目前他画作市场价 3 000 元/平方尺，拍卖价最高一幅达 30 万。

如今，雍若容、雍惟还是我的患者，不定期还会来我的门诊就诊。

这个家庭从外在社会评价、内在家庭质量来看，都是一个高成就、高情感表达的家庭。虽然经历了很多磨难，却没有感受到他们的怨天尤人，只是平静接受生活的不幸和命运的改变，积极面对挫败。正如我看到雍老的告别会，人生是一场盛宴，一段修行，终究有散去之时，有留恋有不忍，需不断经历，慢慢品味。

经历过这些年，辗转过一些事，我也渐渐明白，医生是人不是神，对患者更多是陪伴，去倾听，在帮助，却救赎不了所有人，所以每个人心中都要有信仰。

上海市徐汇区精神卫生中心　占归来

2020 年 3 月 19 日　于武汉　初稿

2020 年 3 月 29 日　于武汉　二稿

2020 年 4 月 2 日　于上海　定稿

幸而相伴　未来可「愈」

活着，成长着，疗愈着

岁月总是太匆匆，不知不觉从事精神科工作已是第 16 年了，不算长，也不算短，这期间参与诊治的患者也有很多，印象最深刻的当然还是最特殊的患者。

2007 年的某一天晚上，我在公交车上接到她的电话，不同于往日的寒暄问候，她神神秘秘、若有其事地跟我说她走在马路上，有人跟踪，有些路人看她眼神奇怪，有些人是谁谁派过来的要陷害她，也有一些人是保护她的。我脑子如五雷轰顶、一片空白，又似乎有点恍惚，后面她说些什么我已然听不进去了，就凭这几句话、这语气，我就已经能判断个大概了。因为已经是晚上，就诊也不太方便，我想了想，故作镇定地跟她说："那你现在赶紧回家去，家里肯定安全。"挂完电话，我又立即想办法联系上她的母亲，跟她母亲大致讲了一下她的情况。我说她现在精神不正常了，你明天立即带她去市精神卫生中心，否则后果不堪设想，今晚你就以安抚、观察为主，不可和她争辩，万一事态不对，立即报警送至精神卫生中心。再冷静下来，突然不知所措，虽然每天的工作面对的都是这类患者，司空见惯，可是如果这个人是你比较熟悉的人呢？

回忆也开始清晰。以前我们上学、放学都是一起走，还为了少走点路一次次心惊胆战地穿越火车铁轨。春天，阳光明媚，微风和煦，漫山遍野都是盛开的桃花，我们穿梭其中，像寻宝一样地挖野菜、挖中药；夏天，骄阳似火，调皮的男生捅了马蜂窝，跑在后面的我被马蜂蜇后脸当时就肿了,疼得哇哇大哭,你带我找到隔壁村一哺乳期的阿姨,把她的乳汁往我脸上涂;秋天,秋高气爽,晴空万里,小河两旁的芦苇如一条金黄的丝带,我们钻进去割芦苇杆儿勤工俭学;白雪皑皑的冬天,我感冒发热了,你把你的毛衣借给我穿……年少的日子,有伙伴陪伴的美好时光,日后无数次闯入我的梦里。初中毕业,你没有参加中考就开始打工,我则继续念高中。有个周末,我带同学到你打工的餐馆看望你,当时你和另外一个小姑娘正在打扫卫生。你本来就瘦小,拿着长长的拖把非常不协调,心疼、心酸、心痛,原来心是真的会痛,你应该和我、和大多数同龄人一样被保护在象牙塔里才是合适的啊……见我们来,你放下手里的活,热情地招待我们,请我们吃啤酒鸭,后来我知道那顿饭扣掉了你月工资的1/3。有天上午,我上课时一不留神往窗外看,你站在走廊,手里拎着一包零食冲我笑,我既意外又惊喜,下课后,你把零食交给我,嘱咐我好好学习、注意身体。又过了几个月,我又去你打工的餐馆找你,得知你已去外省打工了,我才明白原来上次你去学校看我是因为你要出远门了。我在大街上边走边控制不住哽咽,那时通信条件并不如现在这样发达便捷,离开就意味着有太多的未知。悲从中来,我难过,我们是同龄人,命运却将会不同,你已过早地面对生活的艰难坎坷。我也为天真烂漫、无忧无虑的日子已逝去,我们终将要长大、分开,面对各自的人生而伤感。

两年后你又回到家乡的城市,我觉得这样也好,离家近,有个照应,真心希望你过上安稳的日子。我们也能不时小聚,唠唠家常,八卦下家乡的人和事。我曾信誓旦旦地说以后我工作了请你喝咖啡!再后来,我到外地工作,我们没有时间和心情尽兴小聚了。城市的咖啡厅随处可见,何时我们能进去坐一坐呢?我们都各自忙碌奔波,彼此联系和关心越来越少。从理论上讲,这种病是由生物、心理、社会因素共同作用所致的，没听说过你有家族史，那么这些年你都在做些什么，都经历了什么啊？都有着怎样的心路历程呢？这种病在出现明显的精神症状之前是有一段时间前驱期的，多为性格、言行发生改变，如孤独敏感、喜怒无常、自语自笑、失眠、多疑等，只是你独自在外，也无从得知了。你很早就步入社会，已经承受了与自己年龄不相符的生活磨难，现在又得了这种病，你和你的家人，该如何面对这出其不意的变化和打击？我又能为你做些什么呢？能怎样帮帮你呢？除了安慰，我似乎什么也做不了。

　　第二天上午，她的母亲就带着她去精神专科医院就诊，诊断为精神分裂症，医生开了利培酮。意料之中。服药之后，她变得沉默寡言、呆滞，她母亲也是悲痛万分、心如刀割，说宁愿自己生这个病也不愿看着自己的孩子被疾病折磨，反复念叨"有啥办法？有啥办法"。我必须鼓励、支持她们，给她们信心和勇气。我一方面安慰她，说精神分裂症也像伤风感冒等身体疾病一样，谁也不能打赌自己一辈子不得这个病，只是生病了而已，生病了就要听医生的，就要吃药，而且需要吃很久的药。也跟她母亲讲，我知道你一定接受不了这个现实，她只是不巧得病了，你不要有思想负担，你必须挺住，你要是垮了，她怎么办？再说，积极治疗是会好转的啊。

　　那段时间，只要有年轻的患者被强制送入院，他们挣扎、反抗（精神分裂症最可怕的莫过于可能别人都看得出这个人病了、不正常了，而患者自己却浑然不知，否认患病，拒绝、不配合治疗），我就会触景生情，她会不会也有这么一天？还好她对治疗很配合，精神症状很快就有所控制，服药后也有不良反应：头晕，心慌，坐立不安，注意力不能集中，反应迟钝，记忆力下降等，已无法继续简单的工作。我也经常给她解释药物的作用及不良反应，建议她不舒服

活着，成长着，疗愈着

就及时看医生，医生也给予了相应的处理。

她休养了很长一段时间，病情也逐渐好转。她喜欢哼唱《下一个天亮》，也多次对我说，真希望睡一觉醒来自己的病就痊愈了。我会因为自己的无能为力而无奈、愧疚，也会对自己职业产生认同感和价值感，力争通过不断学习、提升自己的诊疗技能，为患者缓解痛苦、带去希望。从存在来看，精神分裂症是个古老的疾病，自古就有；从研究和探索的水平上看，它又处于尚年轻的阶段，我们对精神分裂症的认识，未臻完善。

两年后，她也面对谈婚论嫁的人生大事，她和家人也曾为是否需要将患病的事告知对方左右为难而咨询我。隐瞒吧，觉得不妥；实话实说吧，又担心对方如果放弃，她经受不住打击，病情复发，情况变得更加糟糕。我认为本着负责的态度，还是要告知对方。令人欣慰的是，对方倒也接受了。一年后，她在坚持服药的情况下怀孕了，整个孕期也没停药，其实我很替她担心，担心小孩的健康，也不敢建议她停药，只是祈祷上天，保佑他们平安健康！天遂人愿，她产下一个健康的孩子，因为服药，也没有进行母乳喂养。之后她在家照顾孩子、做家务，直到孩子上了幼儿园，她再次回到工作岗位。工作业绩很好，一直名列前茅。

两年前，我回老家，返程时有点时间，就去她家看看，她把冰箱里的东西都翻出来，问我想吃啥就给我做。我真的什么也不想吃，只想坐会儿就走，她执意做了几个菜，夹到碗里让我吃，盛情难却，我吃到撑。她也反复跟她小孩说："你以后也要好好学习，像这个阿姨一样，考上大学，到大城市工作。"她一如以往一样热情、大方，未见疏懒、淡漠等阴性症状，我也放心了许多。

她也会经常跟我诉说工作、家庭、生活中的矛盾、困惑，多半涉及人际关系、社会交往方面，简单地说就是跟周围的人相处不融洽，容易与人发生争执、争吵，不受欢迎。我了解，她是一个非常善良、有爱心的人,就是缺乏社交技能。精神分裂症患者普遍存在社交技能缺陷,有学者甚至认为,社交技能缺陷是精神分裂症除了幻觉、妄想、行为异常和淡漠、疏懒等症状之外的另一特征性症状。抗精神病药物可以治疗幻觉、妄想,却无法改善社交技能缺陷。我一直想好好研究一下社交技能训练,如倾听、提要求,如何表达自己积极的和不愉快的感受,发起并维持谈话,拒绝要求、处理矛盾的技能等,对指导患者康复、提升自己都有益,却一直因为各种原因被搁置。所以大多时候我只是倾听,有时一半认真一半调侃地问:"有没有人故意针对你? 背后讲你坏话? 没看到人、听到人家背后议论你?"给予鼓励、支持。去年,她说她升为主管了,为了方便办公,公司给她安排了一间单独的办公室,有空调,真替她高兴。我说,你已经做得很好了! 绝大多数人混到退休,也混不到一间单独的办公室。我们哈哈大笑。我也曾好奇地问:"你是怎么看待生病对你的影响的?"她回答:"我就是把自己当一个平常人看待,了解自己的优势,尽量发挥自己的优势。"如果她的社交技能能够有所提升,那么她的工作、生活就会顺利许多。

从确诊至今已有10多年了,她从未停药,中途只是因药物不良反应做了些调整,病情一直比较稳定。她是不幸的,不幸的是她患上了精神顽疾;但她又是幸运的,幸运的是经过治疗,得到康复,可以像正常人一样工作、生活。不同的是,她每天仍需坚持服药,我建议她一直维持治疗下去,因为一旦复发,代价和影响太大。她也表示接受。

这是一个成功的精神分裂症患者康复的个案,度过了疾病关,基本达到职业康复。这份幸运可能有运气成分存在,但我认为也同样离不开人为的因素。首先,感谢他们对我的信任,听从我的建议,及时到专科医院医治,并坚持服药治疗。有些人患精神疾病,家人首先是否认,不愿意相信自己的家人会患精神疾病,家中有了

活着,成长着,疗愈着

"精神病"更是觉得不光彩，羞于见人，会遮遮掩掩、讳疾忌医，甚至先去弄一番迷信、愚昧活动，等到病情加重了，才去精神专科医院。这样不仅延误病情，还加深了社会对精神病患者的歧视。身体患病，人们容易识别，会主动看病医治，能博得关怀同情；精神疾病则多不为人们理解，社会上甚至把他们视为异类，受到歧视和冷遇。任何疾病，都要早发现、早诊断、早治疗，癌症如此，精神疾病亦是如此。其次，患者对医生信任，对治疗配合，即医患关系和治疗方案同样重要。最后，医学的对象是人，直接和人打交道，必须要有人性的沟通、人情的感应。我国最早的医学典籍《黄帝内经》强调医者要"不失人情"，所谓人情乃人之常情，也就是说医生在临床诊疗过程中不能缺少人文关怀。精神医学先驱、上海市精神卫生事业的开拓者粟宗华先生也说过，"精神科医生应该是知识广博、无私无畏、具有高度同情心的人"。我应该牢记于心，将人文关怀贯彻于平日的诊疗工作中。

今年春节，她发来信息"谢谢你，贵人"，我回复"不敢当，彼此彼此"。你说我是你的贵人，我只不过做了一点点我力所能及的事，给予医者最基本的关心、关爱、支持。你又何尝不是我的贵人？你坚强地面对自己的疾病，遵从医嘱，坚持治疗，带病工作、生活，还要承受病耻感带来的压力，其中的苦楚、挣扎只有你自己清楚。看到你一如既往的乐观，每天都把自己收拾的干净、得体，努力工作，我也会经常自问是不是认真地对待生活了？我拼尽全力了吗？我也想像你一样乐观、善良、坚强。也因为你，我更懂得了，幸福不是因为生活是完美的，而在于你能忽略那些不完美，感恩自己所看到的美好与阳光；苦难带来的远不止痛苦、挣扎与迷茫，苦难亦赋予我们生生不息的希望和勇不低头的勇气！我们从苦难中走来，亦从苦难之中汲取生命的养分，活着，成长着，疗愈着。人的一生，遇到贵人是重要的、幸运的，那么怎样才能成为患者的贵人呢？我想这个问题需要我用心持续思考，用行动来检验，以时间来考验。

精神分裂症是常见病、多发病，据估算我国目前有近700万人罹患精神分裂症，由此每年会产生巨额的医疗费用支出，也造成患者及其家庭劳动生产力的大量损失。目前该病仍然是导致精神残疾最主要的疾病。这些患者十分不幸，他们在意识清晰的情况下会听到常人听不到的声音，可以是噪声、音乐，也可以是人讲话的声音，甚至是谩骂、恐吓、命令声；也可能看见常人看不到的形象，闪光、人、动物或物体等；他们会产生许多出乎常理的离奇想法，总感到有人会谋害自己，感到自己被跟踪、被监视、被"仪器或说不清的力量"控制等。他们有时虽然表面上露着笑容，可内心却蕴藏着痛苦；他们有时虽然缄默安静，但内心却波涛起伏、情绪不稳，充满焦虑与恐惧；活泼的人变得木讷，快乐的人陷入抑郁；他们整个生活已脱离了现实的轨道，从而进入不可控制的妄想天地，与现世隔绝。这些人便是世界上最不幸的精神分裂症患者，更不幸的是有些不了解的人会给他们一个极不尊重的名称。由于存在社会歧视，许多人为患过此症而压得透不过气、抬不起头来，甚至悲观绝望。精神分裂症患者承受着世俗偏见和疾病的双重痛苦，即使病愈，重返社会之路，亦十分艰辛、曲折。

家中有精神分裂症患者，这给家庭带来沉重的负担。看着自己的亲属从一个好端端的人变得失去理性，心中的焦虑、无助、难过可想而知，却又无法向他人倾诉。失去理智的患者，可能会不顾安危，自毁生命，也可能会突发妄想，视友为敌，将亲人当仇人，伤害无辜，闯下大祸，影响社会安定。精神病学家粟宗华先生曾经说过，"精神病患者的病史是用血和泪写成的"，这一点也不夸张。精神分裂症给多少家庭带来痛苦和悲剧，什么时候我们的精神医学才能更好地拯救这类患者？当然，随着医学的进

活着，成长着，疗愈着

步,精神分裂症的缓解治愈率也一定会大大增加。万物皆有裂痕,那是光照进来的地方;在裂痕上追逐光芒的人,应该被尊重、被善待。

Dr. S. Lucy

2020 年 3 月

爱恨父子情

一个雷雨后的夏天,医院门诊大厅里基本没有多少人,一名帅气而又腼腆的男士静悄悄地走进我的咨询室,询问是否能挂个初诊号。他叫大良,30出头,我与他的咨询缘分就此开始。

第一次咨询,他表现得非常优雅,淡淡的香水味道,一颦一颦都很有礼貌,总是不停地点头表示自己在听。"珠玉在侧"就是形容这样的人吧。如果说唯一的缺点就是很容易紧锁双眉,眉间的川字纹与他的年纪不符。大良说他是从英国留学回来的,在设计领域,他应该达到了很多人都无法达到的程度,作品在国际上获得了大奖,导师也多次挽留他留在英国。对于为什么会来心理咨询,他解释道,每天晚上只能睡3小时,这种状况已经持续很久了,他都不记得多少年了,现在觉得工作压力很大,真的很累,随着年纪变大睡眠越发变差。他迫切要解决这个问题,担心自己的创作会因为睡眠差而缺了灵感。交流时大良对于某些敏感问题轻描淡写,也否认自己有其他的不适。

睡眠障碍是心理咨询常见的问题,说起来很常见,但实际上导致睡眠障碍的原因有很多。器质性疾病不在少数,尤其是脑部病变。虽然大良是个年轻的男性,但是为了明确病因,我还是建议他做个基本体检。掌握了他的身体大概状况,科普了一些睡眠卫生知识,第一次的访谈结束,并约好了一周后的随访。

其后的那次随访,体检的结果是好的,但大良表现得比较沮丧,因为他以为只要看过心理医生,睡眠问题会立刻得到缓解,但其实不是。与第一次避重就轻地谈论自己的睡眠,这次能明显地感到他的焦虑。当他遇到工作压力或者不满意的人,很容易生闷气、发火,人际关系也一度变得很紧张,躯体症状也在一点点地暴露,原来他经常会胃疼、拉肚子,有时会莫名地感觉心慌得厉害,中医中药调理了很久也没有什么作用。大良表现出担忧、害怕、焦虑的精神紧张,以及不能放松、坐立不安的躯体紧张。这些表现已经符合焦虑障碍的诊断,在与其商议后,我果断给予抗焦虑的药物治疗,大良也表示会遵守服药规范。同时在本次的咨询中,我隐约发现只要谈及他自己的作品时,他的眼里会发光,好像沉浸在被认可的事情中,也会表现得很自信,而对于自己的父亲,他从来都是闭口不谈。抗焦虑药在一周后起效,大良也对战胜焦虑很有信心。接下来的几次随访,他的躯体状况越来越好,夜眠也明显好转,只是有时仍然会觉得烦躁不安,那种心慌的感觉仍然困扰着他。

两个月后的一天,他又来到咨询室。这次来的时候他给我带了一束黄玫瑰,为了表达谢意,顺便装饰一下我的诊室。咨询时他第一次坦露自己不知道如何与人相处,不知道如何表达自己的情绪。和很多初次咨询的人一样,大良有一定程度的防御心理,他会选择性地告诉我一些问题,有时还会"美化"那些问题。所以他很担心告诉我这些"丢人"的事情,会让我看不起他。我很坚定地告诉他,这不是件丢人的事情,我们每个人都会有,谢谢他愿意和我分享。在大良说出"谢谢"以后,我和他的信任关系基本建立,所以我试探性告诉他黄玫瑰代表父爱,要不要和我聊聊父亲时,他愣了一下。"我恨他"三个字,是他讲述最多的。大良是家中的独子,用他的话说,"父亲从我记事的时候就没有对我好过,除了骂就是打,他从来没有肯定过我,我为什么要去国外留学,在某种程度上,我就是想逃离他。他没有爱过我,为什么要生我;他不肯定我,为什么要养我。你知道小朋友是多么弱小，因为他没有挑选大人的权利"。咨询到他父亲的时候就成了道坎，能感受在父亲的影响下他的生活是多么无助，不为人知的窒息感一直存在着。大良的人际关系也受此影响，做什么都小心翼翼、力求最好，害怕受到指责，会被他人认为不好，因此只要一工作，他就觉得有种说不出的压力。在他的印象中，为什么会变成这样，都是因为父亲的原因，他恨父亲也是理所应当的。因为是父亲，离家再远也绕不过亲情，我和大良商量，既然绕不过就直面这个坎。新的治疗就此开始。

大良开始回忆记忆深处与父亲相处的细节，关于他和父亲印象最深的三件事。

第一件事情就是在他 6 岁的时候，他说他一直是个内向的孩子，怕被其他小朋友拒绝，喜欢一个人玩游戏，大夏天不管天有多热，他就是喜欢跑去家门口池塘边的柳树上抓天牛。在他的描述中，仿佛眼前就是那片水面清清的池塘，能听见知了不停地叫唤。回忆在咨询室慢慢溢出，有一次他带着来家做客的表弟去玩，一起抓天牛的时候不小心把弟弟撞疼了，父亲不问原因地训斥了他一顿。他原本想告诉父亲的是，他把最开心的事情与弟弟分享了，弟弟也玩得很开心，但父亲根本不容他解释，让他一直委屈到现在。他说："我觉得自己干了一件了不起的事，我愿意和别人分享自己的快乐，但是好像没有用，我干什么都是没有用的，做这种事情是没有必要的。"听着大良的讲述，我能了解那种恨自己父亲是种多么让人难受和无助的感觉，每个人在成长时刻都希望得到认可，但却得不到，因而产生逆反心理，受伤的却是两代人。

第二件事情是小学的时候，爷爷过世。那是他第一次记忆中的医院，一个冰冷而没有热度的地方，大家都很伤心，叔叔婶婶跪了一地，他父亲很伤心但是表现得很胆小。父亲是长子，大家都让父亲给爷爷整理一下，但是父亲不敢靠近爷爷，边哭边后退，后来

爱恨父子情

还是小叔叔完成了这件事。他说，他觉得父亲很窝囊，完全没有打他的那种架势。大良说："指责我的时候总是冠冕堂皇的，自己还不是很差劲，我为什么会有这样的父亲？"我试着这样去理解大良，权威的人在孩子心中应该是个完美的人，孩子也一直抱有这个观点，自身不完美的人怎么能教育别人呢？心理学中有一个概念，叫作冰山效应。它指一个人的"自我"就像一座冰山一样，我们能看到的只是表面很少的一部分行为，而更大一部分的内在世界却藏得更深，不为人所见，恰如冰山。人性是复杂的，包括大良他自己。

唯有第三件事情，让他觉得有那么些温暖。他想起在他初中的时候，很想买一本英语单词方面的书。在那样一个偏远的小村庄，想买本参考书是不容易的。文化水平不高的父亲独自一人骑车到县城帮他找这本书。那是一个没有手机的年代，更别提电子地图了，到陌生的县城去找一本他要的书，以现在的生活方式，无法想象有多困难，但是父亲找到了。当与我谈及这件事情的时候，我发现大良没有怨恨的言语，我没有打断他的回忆，但是他很快喃喃地说道，父爱难道就是买书吗？对呀，我也在想父爱应该是什么呢？或许大良自己也不清楚，那些父亲的好在他眼里成了理所应当。

所有的故事可以看出大良对父亲的感情是很复杂的，他一直觉得父亲对自己不好，对自己要求很高，但是父亲自己没有表率的行为。在他的认知当中，能教育别人的人就应该是个完美无缺的人。但好像他也没有想象中那么恨自己的父亲，在他的回忆中，父亲也有偶尔温暖他的时候，只是在他记忆中很少。我给他布置了家庭作业，请他仔细地回忆一下父亲为他做过哪些事情，并记录下当时的细节及感受。

后续的几次咨询如期而至，每次咨询纸张上满满地记录着父亲为他做过的事。其中有三个故事让他和我都很有感触。

第一个,大良的父亲带5岁的他去买小床,可以放在父母床旁边的那种。父亲买床的时候没有觉得贵,挑了他喜欢的,回到家父亲在组装床的时候,故意让大良在旁边唱歌或讲故事,并用录音机记录了整个过程,录音带记录下了大良奶声奶气的声音,伴随着敲敲打打的组装声。大良说:"回想起来那应该是一个有阳光的下午,父亲在干活,我在旁边玩,阳光下空气中有木屑在飞舞,感觉很温暖。"父爱或许就是那么粗糙的陪伴吧,在任何时候就是这样用着自己的方式陪伴与记录。

第二个,大良小学的时候,跟着父母去爬泰山,因为吃坏了肚子体力不支,但是他很想玩,父亲为了满足他,按照自己的节奏,慢慢背着他爬了整个泰山。大良说,一路上肚子还是隐隐作痛,父亲一直在鼓励他,坚持一下,爬上去就知道有多好看了。他好像忘记了在父亲背上的感觉,最后爬上去了,但是感觉父亲很辛苦。这也是大良回想起来为数不多的克服身体不适的回忆,成年后他也能体会到"会当凌绝顶,一览众山小"的感觉。大良不否认,遇到困难时他也会鼓励自己忍一忍就能看见美丽的风景。父亲所做的有些事,不经意间或许影响了孩子今后的行为。

第三个,大良高考复读的时候,爸爸一直陪着他从东北到上海,再到北京,陪着他考试。他说这是成长过程中为数不多与父亲独处的经历,很尴尬不知道说什么。面对升学的压力和复读艺考的不确定性,他经常容易发火,日子过得很压抑,但是那段时间,他的伙食一直很好,父亲每次都会做好饭菜,尤其是大白菜炖豆腐,用保温杯装着送到教室。父亲一改往日的说教,总是默默地看着他吃完,然后收拾一下就回去了。那道菜是美味的,至今大良都记着。凶巴巴的父亲变得默默无声,是在面对大良无助时的妥协,那种妥协或许就是父爱吧。

在我们讨论完父亲为他做的事情以后,大良沉默很久,他不敢

爱恨父子情

相信这是自己的回忆，和他一贯的认知偏差很大。大良和我探讨到，在他的工作中，如果某个人因为某件事情做得不好，他就会觉得那个人不行。人并非非黑即白的，我想他应该需要更多的时间去慢慢思考。下一次的家庭作业，我让他回忆一下，他为父亲做过什么。

这次大良比预约的时间来得早，在交作业的时候，他很尴尬，他说除了逢年过节买一些东西外，真的没有。他还记得父亲每次收到他礼物时的开心样子。他说："出国，意味着独子不能照顾父母，所以出国前给父亲做了唯一一次的意大利面，父亲一边说吃不惯，一边吃得干干净净。"大良表现得很尴尬，而我一直在鼓励他，接受真实的自己，这是他的感受所对应的做法，没有错与对。此后的几次咨询中他询问我，是不是他的父子关系很奇怪，别人是不是这样，他承认好像父亲的确没有做过什么特别伤害自己的事，但是那种恨是为什么呢？是呀，为什么呢？

随后的几次咨询，大良的躯体症状明显好转，工作中他生闷气的状况也在减少，他越来越能用感受描述自己遇到的一些事、一些人，一切都在慢慢地变好。因为怕见到父亲，他还是不太愿意回家，能感觉到他矛盾的思想。可喜的是他告诉我："其实我真正恨的厌恶的人应该是我自己，我无法接受自己为什么不被父亲喜欢，也无法接受自己也是这么差的人，原来我是多么希望自己被肯定。"父与子关系在某种程度上趋于缓和，未来的相处可能还需要一段时间，但是吐露心声后的大良觉得他的人际关系变好了，与他人相处时变得坦然，在面对压力很大的工作时，也不再那么慌乱，不再那么急切地想要证明自己。但是偶尔他还是会焦虑，想和别人打一架，他对这种想法很后怕。我立马告诉他："不是一次也没有行动过吗？你有很好的自控能力的，顺其自然，允许自己有这样的想法，你已经做得很好了。"

最近的一次咨询,大良告诉我,过年因母亲的要求他回了一次家,大冬天的,父亲好像站在楼下等了他很久,抢过他的行李不让他提。父亲告诉他,设计师的手很重要,千万不要受伤了。他说他跟在父亲后面,记起了很多类似的场景,好像自己冬天艺考的画箱都是父亲提着来来回回,每次回家,父亲也都是急匆匆地抢过行李。父亲固执地抢拿行李和自己敷衍地应对,形成了一种回家上楼前的仪式。父亲的力气一直很大,但现在看着他佝偻的身躯和稍显笨拙的行动,能感觉父亲在慢慢变老。这些都是爱的表达,只是因为细碎而被屏蔽了。上楼后大良第一次抱着父亲,也是他第一次泣不成声。他告诉父亲:你很不容易,而我也很不容易。大良坦诚地表达了自己的想法,他觉得与父亲相处融洽了很多。我鼓励大良做得很好,迈开第一步很艰难,但只要有改变的信念,后面迈出的每一步都会离目标越来越近。

在中国,焦虑障碍终身患病率为 7.57%,在所有精神障碍中居第一位。现代社会效率高、节奏快,再加上各种压力、生活方式、家庭结构等因素,焦虑障碍的发病率居高不下。在这个焦虑的时代,每个人都不容易,有些人(如大良)情感细腻,做事认真、细致,对自己的要求比较高,更容易患焦虑症;家庭因素在某种程度上让有些人不知道如何与人相处,人际关系的紧张让有些人的焦虑雪上加霜;非黑即白的观点是有些人的认知歪曲,这种自我偏曲的认知让有些人对焦虑更加无所适从、无法应对。一般在焦虑引起社会功能受损时,药物的使用就非常有必要了,可以及时改善焦虑症状,缓解睡眠问题,而药物的不良反应可以通过及时检查加以预防。在就诊过程中需要注意的是:①很多人只是单纯地觉得某种表现让自己困扰,并不认为自己得了焦虑症。比如,大良第一次的接诊,他肯定地告诉我,没有任何心理问题,只是单纯的睡眠不好。这其实就是焦虑的生理表现,睡眠问题其实是结果而不是问题本身,所以不应回避,要共同探讨,帮助来访者更快地渡过这个难关。②焦虑症的治疗也并非像外科手术一样,立竿见影,必须通过小的进展一步步改善,需要来访者和咨询师共同努力,慢慢化解一个又一个问题。③直面生活中的一些问题肯定会是痛苦的,不要担心某些表现会让咨询师看轻你,专业的咨询肯定是遵循尊重和保密原则的。

落笔时,大良目前也有了自己的孩子,他说每当他抱起这个小生命的时候,就会联想到父亲当初抱着他的时候,他已经很明确地感受到父爱了,而且他也很明确地告诉我,"我不会用打骂来教育孩子的,那是得不偿失的"。父与子的关系,每个人的感受不同,但是否能感受到爱与被爱应是每个人都要学会的人生技能。

最后,用诗经《陟岵》中的一段来结束这个故事吧——

陟彼岵兮,瞻望父兮。

父曰:嗟!

予子行役,夙夜无已。

上慎旃哉,犹来!无止!

上海市徐汇区精神卫生中心　倪　花

2020年3月26日

修订2020年5月20日

囡　囡

　　未曾想,在繁华的社区中间有着这样一块静谧的土地,我在马路边看着对面似乎从未打开过的铁栅门,从包中取出报到证,逐字核对着门牌号和单位名称:曲佳路213号,青岭精神病院。对了,没错,是这儿。环顾四周,时间在这段路上好像放缓了脚步,偶尔有几辆汽车开过,远远走来的行人大多在前面路口拐了弯,别处聒噪的知了在这儿也似乎噤声了一般,路边的一家小面馆恹恹地开着半扇门,没看到几个客人进出。我小跑着穿过马路,来到医院大门前。

　　"你找谁?"门卫室里传出询问声,随即一位五旬开外的中年人探出头来。

　　"您好,我是来报到的。"我尽量保持声线的平和。

　　"喔,我说呢,现在又不是探望时间。"中年大叔拎着一大串钥匙慢悠悠地从门卫室走出来,打开大门旁的耳门说:"进来吧,右边行政楼二楼去报到。"我连忙不迭地谢过,快步向行政楼走去。行政楼离大门处不远,紧挨着马路而建,路边梧桐树的枝丫高高地越过院墙,阳光恣意地在层层叠叠的叶片间穿梭,偶尔一阵风吹过,斑驳的树影一会儿落在办公室临窗的墙上,一会儿又滑回窗户上,调皮而又随性。报到的过程很顺利,领好钥匙和工作服,明天就可以正式上班了。

　　夏日的清晨,院内与院外一样安静,在郁郁葱葱大树的掩映

囡

囡

下，几幢红瓦灰墙的小楼静静地矗立着。孙主任带领我向其中的一幢二层小楼走去，院区道路的两旁都是合抱粗的大树，拐个弯，路面仿佛淹没在一片葱茏之中。"绿化不错吧？第一次来的人都觉得这里像公园。"孙主任的声音透着一股利落劲儿，和她干练的外表很是相符。"这幢楼就是我们二病区，脚下当心点，都是老楼了，楼梯间比较暗。"孙主任边说边拿出钥匙打开一楼的铁门。"一楼不住人，做仓库用的。"孙主任继续介绍着。踏着老旧的楼梯，我们很快来到两楼。一道窄窄的铁栅门即是病区的入口，门安装在走廊的一端，站在门外向里望去，走廊里的一切尽收眼底。

走廊很深，有些暗，两侧都是一间间病室。随着开门的声音响起，几个人从左侧一间病室中走出，朝门口看了看，有人对孙主任打着招呼："孙主任，早！"有人看了一眼又面无表情走进病室。不一会儿一个短短头发、大大脑袋、白白胖胖的女孩从病室中走出来，甜甜地对我们说："医生早！""哦，囡囡早！有没有听话？"孙主任问道。"有的。"女孩很乖巧地回答，只是不太协调的五官，以及略带痴傻的笑容，让我意识到她可能有着智力方面的缺陷。"这边是患者的活动室，中间面对面的两间房，左手边是护士办公室，右手边就是医生办公室……"孙主任正向我介绍着，突然听到身后"呵呵"的笑声，回头看去，囡囡掩着嘴，亦步亦趋地跟着我们。"囡囡，这边是医生办公室了，你听话，到活动室去。"孙主任对她说。囡囡不语，只是掩嘴"呵呵"地笑，孙主任也未再理她，继续给我安排座位，介绍病区同事，重新划分病区事务，叮嘱一些注意事项，等等。

囡囡就这样一直站在办公室门口，来往的工作人员让她稍微让开些或者到活动室去，她似乎充耳未闻，大家在她身边挤进挤出，她也若视无睹，只是好奇地看着我们交谈，我偶尔抬头与她的目光相遇，她就会腼腆一笑。"年龄这么小，怎么就住在精神病院里呢？好像大家也不怎么管她。"我心里有些疑惑。"囡囡，怎么跟你说就不听呢？大家都没法走路了。"一位护士叹了口气，放下手中的药盘，拉着她的胳膊，想直接将她带回活动室。囡囡似刚回过神来，倔强地扒着门框，不吭声，面孔逐渐涨得通红。"好了好了，囡囡是没见过曾医生，对吧？曾医生天天来上班的，听话，到活动室去。"孙主任说道，其他的医生、护士也停下手中的活，准备起身去帮忙。听到孙主任提及我，我略有些诧异，于是也一起劝说："是的，囡囡，我是曾医生，我以后就在这里上班了。"听到我的声音，囡囡慢慢抬起头来，扒着门框的手也渐渐松开，甩了甩被护士拉着的胳膊，又站在门口"呵呵"笑起来。

"我要曾医生管。"囡囡突然笑着大声说。

"算了算了，以后囡囡就划归你管吧！你别看她个子大，今年才15岁。她经常癫痫发作，容易受伤，如果治疗或管理上碰到什么问题，大家再商量或调整。"孙主任说。

"哦，好的。"我答道。

"为什么要曾医生管你啊？"囡囡身旁的一位护士逗趣道。

"我就要曾医生管。"囡囡挠了挠头，嘟嚷着。我这才发现，小姑娘的头上有几块地方没有头发，额头、眉眼附近有着长短不一的数道浅白色瘢痕。在刚才的挣扎中，囡囡又将下唇咬出了一道伤口。

从此，"曾医生，早！""曾医生，再会！""曾医生姐姐……"囡囡清脆的声音经常在走廊里响起。只要在病区看到我，囡囡都表现得很有礼貌，像个小跟班似的跟着我在病区里走来走去，有时会亲昵地挽着我的胳膊。如果我回到办公室忙碌，她也没再像上次那么倔强，会听从工作人员的安排去参加一些活动，但经常不到一刻钟就会偷偷溜出来，在走廊上闲逛。二病区是女病区，大部分患者是老年人，几个年轻些的患者也已近中年。囡囡在这里没什么朋

囡
囡

友,患者们似乎都不喜欢她。每到发放点心的时间,囡囡必定在活动室,但往往不一会儿在活动室中就会传出一阵高高低低的闹嚷声。

"护士,囡囡偷拿我的点心。"

"走开,馋佬胚。"

"陆阿姨,囡囡又把哑娘的点心吃了。"

"你要吃,让你阿姨送来。"

……

上班的第一周,几乎每天下午都会出现这么一幕。囡囡什么也不管,只要能偷偷拿到一些点心,她就会立即塞进嘴里。没拿到,她也不闹,愣愣地站在一边直瞪瞪地看着别人吃,似乎这样她也能品尝到点心的滋味。

"这囡囡,可怜又可恨,就知道欺负哑娘。"陆阿姨好几次气呼呼地说。

囡囡的确很可怜,父母均已过世,只有一个哥哥,但哥哥智力残疾的程度比囡囡还要严重,住在市里另一家康复医院。囡囡10岁不到就被送到这里。刚住院时,囡囡的一位阿姨经常来探望,送衣物、送点心,带她回家过节,后来囡囡癫痫发作得越来越频繁,阿姨逐渐少来了。囡囡已经很久没收到点心了。

哑娘不会说话,常梳着髻,穿一身蓝色或黑色的斜襟衫,安静地坐在靠窗的角落里。每到太阳落山时分,阳光透过窗棂斜照进来,才能看清她的脸,黝黑、消瘦。若有人叫她,哑娘会发出"啊,啊"两声,表示听到了。你若和她多说两句,她会笑着继续"啊,啊"应答。哑娘从未与人争执,虽然年岁已大,但以前做惯了农活,身体还算硬朗,生活上基本不需要护工照料。哑娘有两个女儿,听说很少来,所以哑娘的点心也很少,这次的一些点心还是以前的老邻居送来的。囡囡这样做,难免让人气愤。

囡囡的座位与哑娘相邻，每次吃哑娘的点心，囡囡都显得很坦然，甚至会吃得一点不剩，旁人夺下后还给哑娘，不一会儿，点心又会回到囡囡手中。有人说是囡囡抢回去的，也有人说是哑娘自己给囡囡的。进餐时，经常会看到囡囡碗里多出一些菜来。问起来，囡囡低头猛吃，哑娘也只是点点头，笑着"啊，啊"两声。

"囡囡，以后曾医生给你带点心，你不要再偷拿别人的点心了，行吗？"我将囡囡叫到一边说道。"好。"囡囡很开心地应允。在我看来，囡囡似乎还是比较容易教导的。再到发点心的时候，她会等在活动室门口，接过点心后会慢慢吃，吃完后若看到我还会认真地说："谢谢。"但不久后的晨间交班，囡囡的名字又开始频繁地出现。

"囡囡晚上不睡觉，在走廊里逛。"

"囡囡把谢蓉的卫生纸给扔了。"

"囡囡翻唐阿珍的床头柜……"

不知是不是我带的点心不太合口味，慢慢地她又开始偷拿病友的糕点。

"没用的，曾医生。以前大家和你一样都可怜她，小小年纪，什么都没有了，大家把自家孩子的衣服，还有点心都带来给她。""有东西吃的时候，小嘴巴可甜了，你两次不带，她就不睬你了。""越大越干坏事，说也不听，你不知道她干的事，可残忍了。""就是，看她可怜，给她养一只小猫，养了没多久，她把猫的腿折断了，从窗口扔出去，作孽。"越来越多的同事告诉我囡囡的一些事情。这些行为表现与书本里的描述相差无几，虽然我早已知晓囡囡是一名癫痫所致精神病患者，但她留给我的印象还是温顺、礼貌、可爱的样子居多。

囡囡有一段时间晚上没好好睡觉了，调整了药物对她也没有产生什么效果。一天下午，大家正在领点心，囡囡突然一头栽倒在地，不停抽搐。患者们"呼"一下四散开来，有人叫道："囡囡又发羊癫疯了。"哑娘依旧坐在自己的位置上,似乎习惯了这种场面。几分钟过后,囡囡渐渐停止了抽搐,睁开眼睛,木然地凝视前方,两手在身边摸索着。她的意识还未完全恢复,需要回病房休息,额头的擦伤也要进行消毒处理。直到晚餐时分囡囡才回到活动室,坐在哑娘身边默默地吃着面条,哑娘轻轻"啊,啊"两声,囡囡抬起头,将哑娘碗里的鱼排夹了过来。

"囡囡,哑娘也要补充营养的,自己吃自己的,好吗?"我看到后劝阻道。

"给你,你的你吃。"囡囡将鱼排还给哑娘。哑娘"啊,啊"两声,却一直不肯吃鱼排。

"哑娘,囡囡长得太胖了,不能再多吃了,你自己吃。"我对哑娘说。哑娘有点着急,一直摇头,发出"啊,啊"声,我只好拿过碗筷喂她。不知是惧怕我还是明白了我的用意,哑娘最后吃完了那块鱼排。后来看饭时,我都会比较留意哑娘和囡囡那个角落,每当囡囡去夹哑娘的菜,我都会尽量去阻止。囡囡大多时候不会生气,有时会快速把夹过来的菜吃完,有时会站在我身边一起劝哑娘多吃点,有时还会学着我喂哑娘吃饭。在哑娘面前,她似乎会安静很多。

临近春节,哑娘突然病倒了,胃口越来越差,囡囡有时会跑到哑娘病房看会儿她再跑开。一天,囡囡突然在走廊里大叫:"哑娘,有人来看你了,哑娘……"原来是哑娘女儿来探望了,囡囡殷勤地带着她们往哑娘房间走去。女儿带来了红枣汤,喂到哑娘嘴边,哑娘却不肯喝,两个女儿立在一边很是尴尬。

"哑娘,你喝点,女儿特意为你熬的。"我劝道。

"哑娘,你喝呀,红枣汤很好喝的。"囡囡一边说着一边咽着口水。

也许是太久没见女儿,不认识了,也可能心里对两个女儿有着埋怨与失望,哑娘只是摇头,发出轻轻的"啊,啊"声。

"囡囡喝点,你再喝好不好?"我问哑娘,哑娘依旧"啊,啊"叫着。我征询哑娘女儿的意见,两个女儿点头道:"行的,行的,都可以。"于是,我让囡囡先尝了一口,囡囡说:"哑娘,很甜的。"哑娘笑了,也不再抗拒,女儿喂一口,就喝一口,边喝边点头。我带着囡囡走出病室,好好夸奖了她一番,囡囡还是如往常那般挽着我的胳膊,腼腆地笑。

几天过后,80多岁的哑娘还是平静地走了。偶尔有人提起哑娘,囡囡也不搭话,被逼得急了,会大声答道:"我知道哑娘死了。"很快,囡囡似乎就将哑娘遗忘了,若今天的菜好吃,她会快速吃完,然后在几位老人的饭桌前走来走去,趁人不备夹了菜就走,被训斥几句,有时也会归还。次数多了,见囡囡过来,几位老人会拿起筷子作势要打她的手,囡囡也不敢像以往那般靠近他们了。也许,囡囡心里也明白,不是每个人都如哑娘一般。

转眼又几个月过去了,囡囡的病情没有太大变化,仍会时不时偷拿别人的物品,被护工阿姨逮住了偶尔也会哇哇大哭,或者跑到病房里呆呆地看着窗外。吃到零食会乖巧地说"谢谢",夸赞带给她零食的人,例如"孙主任最好了""陈姐姐最漂亮""我最喜欢曾医生",等等。有时太开心了,呵呵笑着会突然站立不稳,表情也会变得僵硬、奇怪;有时大哭后会变得目光呆滞,对人视而不见;偶尔发作得厉害,会小便失禁,头上、胳膊上不时增添些新的伤痕;和配餐阿姨间的斗智斗勇还在时不时地进行,但已经很少有人再提起囡囡以前的那些"残忍行径"了。

第二年的盛夏,我换了工作。临别时囡囡像平时一样跟在我身后,习惯地在病区入口处止步,扒着铁门上的栏杆,笑着向我挥手,跟我说再会。"也许,等新的医生到来,囡囡也会喜欢的吧!""这里的同事其实对囡囡都不错,少我一个也没关系。""也许……"离别总是让人惆怅,而时间又似乎有着某种魔力,慢慢抚平这

囡

囡

一切。

一晃 10 年过去了，渐渐地我只是偶尔才会想起那个在好多人眼中"可怜又可恨"的囡囡。

"曾医生，刚接到通知，松新街道有几个患者要从高新区那边转到我们这里来，暂时住一段时间。现在她们已经在门诊了，我们要过去看一下。"护士长的声音在电话里响起。

"好的，我马上过去。"放下电话，我像以往一样来到门诊对住院患者做初步筛查。

"哪几位是需要住院的患者?"我问道，门诊导医台前围了一圈人。

"医生，就是她们三个。"一位陪同的街道工作人员回答我。我顺着他指的方向望去。"囡囡!"我很惊讶。女孩听到有人叫她，循声向我望来。三人中她个子最高，也是唯一的一名年轻人，相貌和小时候没太大变化，只是略黑一些。

"囡囡，认得我吗? 我是曾医生。"我有些急切地看着她。是她，那个爱神游爱受伤的"小跟班"，那个倔强爱捣蛋的"小尾巴"，那个在楼下晒着太阳也不忘对着楼上的我们挥手问好的囡囡……

"记得吗? 我是曾医生。"我又问道。囡囡没回答，只是有些腼腆地微笑，看我的眼神与看其他人的没什么区别，她没认出我来。囡囡的前额上比以前又多了许多深深浅浅的瘢痕，应该是一次又一次的癫痫发作造成的。我没再问，只是按照常规流程将她收治在我所负责的一组患者里。

或许是年长些了，也可能是大脑功能受损得更严重了，囡囡变了。她在病房里一直静静地坐在一边，有没有点心似乎不再重要，吃饭时也不会再去夹别人碗里的菜。活动室里充斥着各类电视节目的声音，而囡囡只是偶尔抬头看看四周或者窗外，略显粗糙的脸上有时也会露出一丝淡淡的忧伤。

"囡囡,在这边习惯吗?"我例行查房。

"习惯的。"囡囡轻轻答道。

"愿意在这里住下去吗?"我问道。

"蔡老师说我们以后要去海边的疗养院。"囡囡说。

"那你想去海边的疗养院吗?"我有所希冀地继续问着。

"想。"囡囡很清楚地回答我。

虽然知道癫痫频繁发作会对人造成极大的影响,比如记忆力下降、智力受损,等等,但看着囡囡略显疏离的笑容,我还是有些失落。短短一周过后,街道的工作人员来接囡囡三人转院,囡囡显得很高兴,笑着对着活动室的众人说再见,很多病友也热心地叮嘱她"下次当心,别再摔伤了。""要听叔叔、阿姨的话!"而我只是站在走廊这端,目送她离去,一如当初她送我离开。

初遇相识,再遇相忘。红瓦灰墙内那个腼腆微笑,对我挥手说再会的女孩让我收获了职业生涯中的第一份信任。不记得也没关系,囡囡,谢谢你! 再会!

Dr. Zeng

2020 年 3 月 28 日

囡

囡

从放弃到悦纳

有这样一位女主角：品学兼优，跨省考入上海名牌高校，放弃保研资格，选择和男友一起出国留学，爱情和学业兼顾的美好，着实让身边的人羡慕不已。小艾就是这位女主角。美好的事物总是禁不起一点裂痕，境外留学的第二年，男友获得了去另一国继续深造的机会，选择了放弃爱情。这让小艾备受打击，之前爱情和学业越是美好的体验，现在反而是把越锋利的刀切割着她自己。这把刀子"切掉了"她的笑容，她经常独自抽泣；"切掉了"她的灵动，她显得那么木讷和沉默；"切掉了"她的朋友，她拒绝朋友的关心，甚至回避接触；也许她自己都不知道她那段时间到底失去了多少，最后"切掉了"她活着的勇气，她甚至选择绝食和绝生。她放弃了自己，但她身边的人并没有放弃关心她。由于几天不见她的踪影，朋友及时去她家中找到了她，被发现时她在家中的那个情景，可以用"让人心疼得无法呼吸"来形容，于是父母及时将她接回了国。

回国后，小艾在当地精神专科医院住院治疗，诊断为抑郁症，采取药物加改良电痉挛治疗（MECT）。重症抑郁症的治疗往往和发病时的状态一样让人生畏，她并不接纳这种治疗。家属也是第一次接触精神科的治疗，和大部分精神障碍患者家属一样，第一次进入病房看医生和病区环境的眼神总是带着惊讶和疑问。也许因为病情严重或是依从性不佳，小艾前两个月的治疗效果并不令人满意。在三个月的治疗过程中让小艾没有想到的是，母亲和她差不多同时用上了改善焦虑和睡眠的药物,父亲为此难以适应之前的工作强度调整了工作岗位。原本已经非常独立的小艾,因为得病,整个家庭和成员之间又多了很多缠结和互相影响,这也是后续治疗效果的一个重要切入点。

住院刚到三个月,家人选择带其出院。小艾一天中的情绪还是比较稳定的,但思想还是偏消极,容易自我否定,人际交往的意愿不强烈。父母觉得孩子应该回到上海,一是上海有更好的医疗资源,二是希望孩子在这个海纳百川的城市中有更多回归社会的机会。于是母亲陪着小艾来上海租房居住。在之后的交谈中,我了解到父母希望将这次远行作为小艾新生的起点,希望小艾告别过去。但之后的治疗让她父母知道,小艾需要的不是忘记过去,而是接纳过去、接纳自己。

第一次遇到她时,小艾只是我就诊患者中的一名,没觉得有什么特殊,年轻、长发、皮肤白皙,时而紧咬嘴唇,不停地拨弄着手指(指尖的皮肤破损明显)。一定要说最深的印象是她的声音,带着孩子一样的小奶音,有点脆又有点绵,不看本人仅听声音你会觉得这个姑娘的心情应该挺轻快的,声音好听但却不符合她目前的状态。求证下,母亲说这次犯病以后与人说话的声音就有所改变,如果一定要让大家体会这种声音状态,就是你身边的人要拜托你帮忙时,带点讨好的那种声音状态。这次她们就诊的目的是能够让小艾病情更稳定,达到能够工作的状态并正常上班。为了能真正帮助到她,我整理了一下我认为对于之后的诊疗比较有价值的信息:①药物治疗是合适的,不需要做太大的调整,但需要做药物服用的宣教,强化服药的依从性。表现在:她几次主动询问药物服用需多久,不良反应有多严重,药量能不能减少一点。②小艾对身边的人有较强的"讨好"和"依赖",表现在回答问题前需要看一眼母亲,害怕答案不是母亲需要的或者不是我需要的,让我产生一种

"她想回到母亲的怀抱"的感觉。③交谈中小艾内心活动丰富,有明显的焦虑,表现在不断地抠弄手指、更换双脚的姿态。眼神接触时能感受到她欲言又止。④整体体验和画面感,母亲更像是患者,因为她全程紧锁眉头,长吁短叹,小艾在药物维持治疗下情绪反而比较平稳,但反复提到母亲,提到时第二、第三点的表现就尤为明显,她们就像镜子前后的两个人,互相影响。总结以上几点,我有了初步的治疗计划,即家庭治疗更适合小艾。她的学历和专业在上海不难找工作,目前精神状态还可以,但需要关注的是她如何更好地应对人际交往和适应工作环境。

之后的治疗,一共做了 9 次,治疗并不复杂,关注并处理好两条主线。一是以小艾和母亲的互相影响来引导小艾处理情感关系。二是为小艾独立生活、找工作、适应工作环境做一些预防性的心理建设。下文我用小艾的第一人称来描述,更能体现她个人的自我成长。

10 月 15 日:今天周医生告诉我,之后我们进行的是心理治疗,这我还能接受,但是再次走进精神病院的大门对我来说真的需要很大的勇气。我焦虑这里的一切,药物、电疗、患者和医生、护士。世界上这么多的人,能在这里面住院的就这么几个人,我却是其中不幸的一个,是不是我已经是世界上最差的那一部分人。我不想和母亲诉说我的担心,我更不应该让其他人看出来,她已经足够憔悴了,我真恨自己。因为当初自己的任性选择陪着他去,现在全家陪着我痛苦,他却这么逍遥,我沉入低谷,他却还在攀登着"高峰"。

10 月 22 日:"我们要一起想想如何帮助你母亲?"这个问题让我一下子找到了一点动力,之前我没想做任何事,我真没觉得我现在可以工作。别人问我为什么留学一半就回来了怎么办? 我更愿意一个人待着,既没那么糟糕也不怕变得更糟糕。周医生的这句话给了我回归现实的一根绳索，我应该爬上去看看；这句话让我觉得我没那么糟糕，反而母亲现在更需要调整。

11月5日：今天母亲说我会关心她了。我心里有点窃喜，这是我和周医生说好，需要在这段时间去完成的任务。感觉就像做了一件好事，还在想要不要和父母邀功，其他人已经告诉父母夸我的那种感觉，有点验证了周医生和我说的那句话：一个人的存在感往往很难在自己身上找到，是在和别人的关系处理中获得的，不接触人，不做特定的事，你会迷失自己，不知道自己漂浮在哪里。我开始认识到关注母亲、想办法让她开心起来，很自然我的状态也越来越好，我感觉别人需要我。我和母亲现在住在一起，我开始抢着做家务，我偷偷听到母亲和爸爸打电话说：我们在这，你放心，我不是安慰你，是真的放心，小艾真的比之前好。

12月19日：圣诞节要到了，我还是忍不住想到他，有他对我的好也有我对他的恨，我告诉自己不要去想，一想到他我就哭，母亲也陪着我哭。该死的，我的存在充满了痛苦。和周医生诉说了我的感受，周医生让我画了一棵完整的树，我画了，他告诉我这不是完整的树。我愣住了，他等着我，我们一句话也没说，我也没问，我觉得我经历过高等学府教育怎么会画不出完整的树，我"哦"了一下，自嘲的笑着给之前那个树画了树根。可周医生还是不放过我，说树画完整了但不太合理。这次我很快就察觉了，并把树根补充得非常密集非常多，因为之前我画的这棵树枝繁叶茂。没有茂盛的根哪来茂盛的枝叶，可我们往往忽略这些根，隐藏于地下，牢固且很繁茂。这时候这棵大树显得这么完整和合理，

"遗忘过去并不能让你强大，接纳过去你才更完整，才能更强大。"

"我该怎么接纳过去？"

"接纳自己，既要赏阅自己茂盛的树冠，也要允许自己与暗处

从放弃到悦纳

的树根一样繁茂。"

"我暗处中的树根是什么？"

"你自己现在厌恶和失望的那些部分，但又偏偏很重要。"

"如果我接纳了这些，我会不会变成一个坏人？"

"暗处的，你平时看不到的自己，不一定是负面的，接纳了，你就能很好地使用它，适应环境，让我们变得更合理，就好像一个人知道什么时候使用自己的'善'，什么时候使用自己的'恶'。"

这段话让我内心感触很深，但我不知道该怎么去做，然后周医生就给我布置了家庭作业，我认为这次治疗和作业是我的一次人生转折。布置给我的家庭作业是让我去发现母亲的树根。布置给我的时候，我和周医生确认了两次，对！就是这个作业，并告诉我该怎么做：找一个母亲关心的话题，一直深入地提问，直到提不出问题，适当地和母亲分享听到回答后的感受。我照着做了，而且我觉得我做得很好。因为涉及家庭的隐私，我并没有和周医生分享谈话内容。为什么我觉得做得好，因为之后母亲做了一个决定。

"小艾，我决定下周回家看看你爸。"

我愣住了，不过下一句话让我笑了，

"我可不是就一个女儿，我还有老公。"

我笑着说："母亲你就这么放心我？"

"你现在关心我比我关心你都多，会照顾我，我就放心，你肯定会照顾好自己，我也会让你姨婆每周来看你。"

我感受到了母亲的轻松，我也很轻松。母亲走之前还让我在这段时间不要耽误自己的事，即找一份实习的工作。换作前一段时间，母亲绝对不会把我一个人放在上海。这是在我的帮助下，母亲走了出来，那我走出来了吗？好像还没有，但在这一刻我感到之前的经历好像没那么重要了，因为母亲愿意放下，愿意回家这件事也让我找到了个人的价值和存在感。我忽然想是不是找一份好的工作，我就不会纠结之前留学的失败，是不是找个好男友就会忘记之前的男友，我也不知道答案，但至少这些想法给了我动力。

我把我的想法和感受反馈给周医生，周医生对我说："越是纠缠的情感关系，越容易找到潜在的治疗动力。"他选择让我先处理和母亲的关系，然后再让我处理其他的情感关系，因为这样会更安全。"当你找到动力的时候就是点燃了小火苗，火的价值不仅仅因为它自己的发光发热，更因为它照亮了周围。包括在我们的治疗中，我也收获了很多，每次治疗对于治疗师来说都是自省和成长"。之后的治疗中，我开始主动问一些问题，可我发现周医生总是不在第一时间回答我，他笑着说："这些问题，你心里其实有一个答案，你只是想验证一下我们是不是一致，因为那样会让你更安全。"结果就是，我问一个问题，他会问我更多的问题，这种模式倒是有点像我现在的生活，开始一种新的体验就必须应对很多的人际关系。至此，周医生结束了我的心理治疗，只是要求我每个月门诊配药。

当我走出情感的困境，开始有了体验新生活的意愿，生活逐渐丰富起来。大学的同学很多都在上海，我们开始约起来，我也顺利找到了工作，实习3个月后，顺利入职。当然中间的过程也不是一帆风顺的，因为工作压力，还是有过在厕所哭泣，甚至发生过拿自己手腕上系的红绳勒自己脖子的事情。那一刻我崩溃了，我最怕回到之前，母亲也担心极了，让我住院。但我门诊时隐瞒了我的部分情况，特别糟糕的情况我并没有说，我只是告知周医生我的一些工作压力，希望他评估一下我目前的状态。他让我先纵向比较自己的前后情况，再横向比较我和我的同事情况。纵向比较的话除了近期的工作压力，其他事情并没有给我带来特别大的困扰；横向比较的话，我们公司的离职率非常高，工作压力高负荷在业界也是有名的。最后我选择坚持，坚持了一年时间，我渐渐适应了这种工作节奏，意外的是猎头找到了我，这种意外让我特别的开心，这种认可和机会很多人一辈子都没有,我抓住了机会选择了一份新的工作。生活变得越来越丰富,我也变得越来越自信。

从放弃自己到悦纳自己,小艾命运的改变,除了机遇,还有她的生活态度。悦纳自己,才能更好地面对他人,活好自己,享受人生。

上海市徐汇区精神卫生中心　周　卿
2020 年 4 月

战胜自己，拥有灿烂的人生

2016 年 6 月的某一天，在康复训练的某技术学校，我记住了一个精神疾病患者的名字"小 Y"。她高高的个子，圆润的脸庞，高高的额头上揪着一个短马尾，一双不大的眼睛上架着一副银框眼镜，笑起来眼睛眯成一条线，非常憨甜可人。记得那天，我是第一次去这个康复实训场地实地了解康复者的康复训练课程情况。她正好一堂课结束在课间休息，在走道里碰见我，看我不熟悉教室（可能是之前在举办的其他康复活动中看到过我，知道我是精神卫生中心从事社区防治工作的医生），就主动过来跟我打招呼，帮我指路。当我问起她的时候，她说她是××心园的一名康复学员，叫小 Y，她目前在中西点康复课程训练中，这个课程结束后还会去超市收银课程训练。这就是我与小 Y 的初次见面，也记住了这位康复患者。

之后我作为一名区精神疾病防治的医生，下社区进日间康复机构对口指导的正巧是小 Y 所在的社区。在与她更深入地了解和交谈时知道，她是在 2000 年从某技术学校餐饮服务与管理专业毕业的，最初应聘的工作是酒店或餐饮服务行业，因为长得不漂亮，人家没要，她边说这些情况就边咧开嘴笑了。她是在 2004 年开始出现异常的。那时她在 Q 店做一名普通的收银员，每天晚上下班前要准备第二天的备用金，第二天同事说备用金少了好多，怀疑是她拿的。那时她的性格比较内向，这件事也没有与其他人和家里人多说,憋在心里憋坏了。可能是这件事刺激到了她,慢慢地,她开始和以前不一样了,出门总是觉得别人看她的眼光有些异样,总有不认识的几个人围在一起窃窃私语,还时不时地看看她,总是在谈论她,让她感觉很不舒服。她跟父母说,父母总是说"你想太多了,大家没事看你干嘛"。后来她就变得不愿意出门,对外出有一种恐惧,觉得只要一出门,路上行人会对她指指点点。她向父母求助,但父母对她的说法不理解、不重视,认为她在七想八想,无中生有。直到2008年她的耳朵出现了声音,总听到有人骂她、有人要害她,有认识的人,也有不认识的人;声音有时是一个人的,有时是好几个人的,他们总说她这个人怎么怎么地不好,于是她就跟他们对骂。那段时间她经常会听到别人说:"这个人精神有毛病啊,没事一个人在那骂骂咧咧,骂啥呢!"渐渐地父母也意识到她的不对劲,带她到精神卫生中心看病,这时她会跟他们大吵,完全不能接受自己有这方面疾病的可能,并极力否认。她非常害怕医生也说她有精神病,所以她拒绝就医。"谁说我有精神病我就跟谁急"。那段时间她非常的痛苦,内心是接近崩溃的。她一直在想:我还很年轻,还没有结婚,我的人生才刚开始……

后来她的症状越来越明显,病情越来越严重,有时候还会动手打人。她的父母没办法,强制把她送到精神卫生中心就诊,后来被诊断为精神分裂症。当时她觉得晴天霹雳,老天对她太不公平了,感觉自己被全世界抛弃了一样,觉得这辈子就这么毁了,一切都是灰色的,看不到未来、看不到希望,也曾无数次怀疑自己、否定自己、厌恶自己,甚至一度想结束自己的生命。好在经过近一年的住院治疗加上医生的悉心开导,她渐渐地对自己的疾病有了一个新的认识,也开始慢慢地接受它,开始主动、规律地服药。她的精神症状改善了很多,觉得耳朵清静了很多,再也不会有人突然跑出来指着她大骂,医生觉得她的治疗效果不错,准许她出院回家继续治疗,定期来看门诊。

　　回家后她按照医生的嘱咐按时、按量服药,虽然病情控制得不错,但她的社会功能慢慢退缩了,变得懒散,邋里邋遢,不愿出门,不愿跟人接触。后来社区医生了解了她的情况后,推荐她去阳光心园康复机构(简称心园)进行康复。刚开始她是不愿意去的,怀有抵触的心理。医生经常给她做思想工作,进行心理疏导。刚开始一段时间社区李医生每次都鼓励她,陪她去心园进行康复,那里有书法、手工、烹饪、太极、古筝等有趣的康复课程,那里的老师及工作人员也有耐心,关注康复者的心理发展,那里还有与她有着同样疾病和经历的康复者。她慢慢地喜欢上了心园,每天会主动参加康复。我每次下心园,常能看到她,而且每次都笑着跟我打招呼,每节康复课程她都能积极主动、认真参与,有时还在那里做"小老师",帮助其他动手能力差一点的学员。当我问起她:"有这么多课程,你最喜欢哪门课啊?"她说她最喜欢课程评比课,由于自己的努力,她总能在评比中名列前茅,这给了她很大的动力和信心。

　　就这样,她在自己的努力、医生的鼓励、各位老师耐心的指导和帮助下取得了很大的进步。经过几年的康复,她还取得了面点师的证书、手工比赛三等奖及太极拳团体赛二等奖,等等。这些使她重拾了自信,最黑暗的时光过去了,阳光在向她招手,在心园她还交了很多好朋友,她觉得那里的一切已经是她生活的一部分,在那里她觉得她有朋友、有事情做,之前的黑暗也渐渐抹去了,觉得又重新融入了社会,人生又有了意义,又充满了阳光。这让我不禁想到:白天和黑夜的时间是一样的,光明与黑暗,只是你站的位置朝向的问题。当你面向光明的时候黑暗就在背后了,如果你觉得你的人生是黑暗的,那请转身,因为光明就在你背后。

　　小Y在心园康复的九年中,她的疾病没有复发过,还参加了职业康复超市营业员的专业培训课程。我教授了她一些面试的小

战胜自己,拥有灿烂的人生

技巧和缓解压力的方法，通过坚持不懈的康复训练，她慢慢地尝试着出去找工作。在一次偶然的机会，她和妈妈去买东西时看到了某超市在招收收银员，她仔细看了招聘条件，觉得符合他们的条件。当我问及她第一次面试时的心情时，她立马回答，实际上那次面试当她在外面等候时是挺紧张的，"毕竟我好久没经历过这样的场面了，当时双脚有点发抖，为了掩饰发抖的动作，我故意把双手放在了两个膝盖上，但是内心还是抑制不住面试的紧张。"后来她想到在心园我教她在紧张时如何放松的简单易行方法，她就照做了，渐渐地没那么紧张了，全身慢慢放松下来了。她过了面试关，如愿找到了第一份工作，即在街道的某地下超市做收银员。她激动地在第一时间把这个好消息分享给了我和心园的老师们。她在那里工作了一年，与同事关系良好，能胜任本职工作。后来因为超市每天工作时间较长，不利于她的身体，爸妈也比较心疼她，她就辞掉了第一份工作。

一个月后她又在买面包时看到了招聘广告，后来凭借着一口流利的上海话找到了第二份面包店的工作。可能是有了第一次工作的经历，这次面试全然没有上次那么紧张，这份面包店的工作也相对轻松些，她也能很好地适应这份工作。以前她要找男朋友、结婚这些都是不可能的事情，首先父母就反对，怕她交了朋友后情绪波动比较大，病情容易复发。现在父母看到她走出家门可以和正常人一样生活和工作，就不反对她找男朋友了。去年2月份她如愿找到了现在的男朋友，他们两人相处融洽，她非常感谢家人及社会各界人士对她的帮助，"有了你们的帮助、鼓励、付出，我才能勇敢地战胜自己，走出家门，融入社会，开启我的灿烂人生"。

最近一次遇到小Y，就是前几天的事，正好我下社区，她来社区医院为家人配些常用药。我们在社区心理小屋坐下来聊了聊她的近况。我问她今天配了什么药，她就拿出药给我介绍："妈妈大便不太好，这是给妈妈的开塞露，这是给外婆的降血压药，这是我需要的扶他林软膏，这两天估计忙累了，腰有点酸痛，以前也有过，涂这个软膏就能缓解"。当我问起，最近来我们医院配药吗？她说来的，因为疫情的关系，两个月来我们医院配一次药，因病情一直稳定，目前晚上口服一粒阿立哌唑维持治疗，最近身体挺好就是蛮忙的。家里有了一些突发状况，两个月前父亲因脑梗住院了，妈妈忙着照顾生病的父亲，自己又是家中的独女，家里还有上了年纪的外婆需要照顾，再加上工作离家比较远，也不方便照顾家里，她经过考虑最终还是辞去了面包店的那份工作。她现在基本上每两天就去一次菜场买菜，买菜的钱先用自己的重残无业金，不够再向妈妈拿，每天在家里"买汰烧"，照顾外婆的生活起居。她说之前爸爸没生病的时候都是爸妈负责这些事情的，她基本没独立去买过菜，不知道怎么挑选新鲜的肉和菜，不知道附近哪个菜场或超市的菜性价比高一点，也不知道一顿菜大概烧多少量合适。从这两个月的经历和邻居阿姨的经验传授，她知道了哪些菜去哪里买比较新鲜和合算。之前不太会烧菜，与小伙伴和心园老师交流后，手机上下载了"下厨房APP"，每天想好要做些什么菜或参考"下厨房"中的菜谱，学着上面的步骤一步一步来，做起了家庭小主妇。妈妈不在的时候，把外婆也照顾得好好的。我立即竖起大拇指跟她说"你很棒"！同时叮嘱她除了照顾家里，也要照顾好自己的身体，她说现在家里一切好多了，也逐步走上了正轨，爸爸在经过治疗和妈妈的悉心照顾下病情有了好转，目前正在做康复治疗。当我问及她今后对自己有些什么打算时，她很自信地说："等爸爸康复出院了，我又能出去找工作了，为家里减轻些经济负担，而且凭借我前两次的工作历练，我肯定能找到更好的工作"，说完又甜甜地朝我笑了几声。从她的笑声和眼睛中，我看到了她的自信和对未来美好生活的憧憬。她那发自心底的微笑表情和爽朗的笑声时不时让我想起她，像微风中的风铃回荡在我的耳边……

在我们的周围，实际上有着很多像小Y一样经历过精神上的患者，她们或许已经开启了人生的新篇章，或许还在被自己的疾病所困扰，生活在缺少阳光的地方。在我们生活中，精神上的患者有时会被随意歧视。想起自己以前读医学院的时候，我们女生宿舍前面不远处就是一家县级精神病院的病房，几乎每天早上都能听到有患者"练嗓子唱歌"。当时的我和我的伙伴们也是带着一种不应有的偏见看待她们的。那时候的我，没有想过以后的生活会和这些人有交集，会真正走进他们的生活，但一干到现在已经10多年了。像小Y初发病时，她和她的父母不愿求助医院，都是一种"病耻感"造成的无助、无奈。难以启齿的社会偏见常常伴随着他们，使得他们起初想极力否定、不愿承认这种疾病。研究者认为，精神疾病的"病耻感"主要表现在两个维度：①公众病耻感，即社会公众对患者的负性刻板印象及行为表现，这种负性认知会引导公众采取相应的行为，如认为患者有危险性而不愿与之交往，认为患者无法胜任工作而解雇患者等。②自我病耻感，即患者感知到这种歧视，并将其内化，形成自我歧视，感觉自己无能、卑微、低人一等的错误认知，做事没有信心。很多患者在患病之后担心给他人造成负担，以及对于精神疾病的错误认知，造成患者及其家属觉得患精神疾病是一件丢脸的事情，面子上很难看。

而小Y的故事让我们看到了一些正能量的东西，看到了她从发病到踏上工作岗位的转变。疾病并不可怕，可怕的是自己对疾病的态度，只要能战胜自己，就会拥有灿烂的人生。期望社会各界也能了解像小Y一样的他们，理解他们，关爱他们，最后接受他们。要让社会形成一种氛围和道德共识，如有的发达国家一样，许多领养父母专门挑选有一定残疾的孩子，让他们获得人性的温暖和关爱。愿精神上、心理上有一些缺陷者能够像享受阳光一样，漫步在充满理解与至爱的社会环境中，摒弃"病耻感"，自信从容地生活和工作。

上海市徐汇区精神卫生中心　徐　妹

2020 年 4 月

战胜自己，拥有灿烂的人生

馨儿妹妹

初识馨儿妹妹大约是 15 年前炎炎夏日的一天。她是我一位长辈的独生女,那时她才 7 岁,刚读小学的年纪。记得她开口喊"哥哥你好啊"的情景,脸上洋溢着灿烂的笑容,犹如那明媚的阳光。那时的我大学毕业不久,刚踏入精神科医生的岗位,对于有这样一个妹妹也感到由衷的高兴。以后两家逐渐走动多了,逢年过节也会送些小礼物给她,每次见面总会和这个小妹妹聊聊天,她像一只快乐的小鸟,围着我问东问西。在她小学及初中时候,我也会辅导她的理科功课,帮她答题解惑,偶尔也会帮助她解决一些家用电脑的故障等。

随着时间慢慢流淌,馨儿妹妹也慢慢长大,俗话说"女大十八变",长大以后再见面时,她已出落成一亭亭玉立的美少女。不像年幼时那么健谈,多了些许少女的羞涩娴静,聚会时候常常默默待在房间的一角看看小说或手机,但始终面带微笑,犹如一朵含苞待放的花朵,美丽清新。那时她虽然是家中的独生女,但并没有许多独生子女的矫揉造作,平时待人接物彬彬有礼,学习成绩虽然算不上名列前茅,但在班级中也处于中上游的水准。渐渐地我们见面少了,只是听到旁人谈起她初中毕业考上了高中。时间犹如白驹过隙,几年后她顺利考入上海的某所大专,也算是学业顺利吧。她本人已成长为一个落落大方的姑娘,虽然不算特别漂亮,但洋溢着少女特有的青春活力,朝气蓬勃。原本以为她和同龄人一样会顺利地工作、生活、结婚、生子……

两年前冬季的一天下午,我突然接到她父亲的电话,许久未有联系的他嗓音低沉,显得疲惫不堪,电话中他并未多说什么,只是请我当天下班后赶紧去他家商量些要紧的事儿。下班后,怀着疑惑的心情,冒着上海冬季特有的湿冷空气,我赶到她家——位于20世纪90年代建成的老式公房小区,房屋是二室一厅,与绝大多数上海的家庭一样,住房面积不大却整理得井井有条。开门的是馨儿的母亲,50岁的她原本干练而精明,此时却红着双眼,一开门就紧紧拉着我的手,让我赶紧帮忙想想办法。她父亲还算比较镇定,让我坐下后,把近两个月馨儿的变化向我娓娓道来。原来近两个月正处于实习期,即将毕业的馨儿一反常态,原本乖巧听话的她突然对实习单位的领导表达不满,认为领导故意打压她,常常伤心哭泣,时而吵着要求退学,时而话多吵闹不堪,时而说要去实习单位讨个公道,时而在家神神秘秘地自言自语,时而又显得心情不佳沉默少言。更有甚者曾有一天半夜突然从家中跑出去,到第二天早上才回家,回来后表情漠然,也不与父母交流,全然不顾父母的担心。原本父母以为孩子可能是在外受到欺辱而愤愤不平,但看着自己的孩子与以往判若两人,不禁为她担心不已,担心她是否有心理问题。同时她的父母一方面觉得自己的孩子绝对不会有精神方面问题,另一方面觉得她的言行举止实在是不可理喻,莫名其妙。

此刻馨儿还在外面,未归学校宿舍,家里的父母已经急成热锅上的蚂蚁,不知如何是好,既想带她看心理医生,又觉得顾虑重重而举棋不定。我赶紧安慰老两口,同时再三劝说他们尽早带馨儿去精神专科门诊,进一步判别有无精神障碍等。在询问相关情况,尤其是询问馨儿有无精神障碍家族史的时候,她母亲斩钉截铁地说没有,而她父亲则有些闪烁其词,最后承认爷爷年轻时曾有精神异常,也曾去精神专科医院看过病。

"那以前结婚时候,你可没说过这事啊!"馨儿的母亲显得非常愤怒。我连忙劝解,同时回想自己见过的馨儿爷爷,一位70多岁的老爷子,当时老爷子有些自言自语。我一直以为是老年痴呆的缘故,没想到是……那晚从馨儿家出来,天空中飘着雪花,寒流似乎渗入骨髓,我瑟瑟发抖,好一个严冬的夜晚!

第二天一早,焦急的父母带着馨儿来我们医院的专家门诊,我也在一旁陪伴。许久不见的她显得一片木然,头发蓬乱,曾经阳光的笑容不见踪影,望着她那熟悉而又有些陌生的脸庞,不禁有些心痛。经过专家的诊疗,她被诊断为精神分裂症。望着她父母无力脆弱的神情,我的心也不禁一直往下沉。以往自己看门诊时,遇到初诊患者被诊断为精神障碍时,作为一名专业精神科医生能够比较理性去看待,共情比较少,能够中立而客观给予患者家属各种建议措施,但相对对家属的痛苦心情理解较少。而当自己看着从小长大的馨儿被确诊为精神分裂症时,觉得自己身份不是坐在诊室里充满理性的医生,而觉得自己也是家属中一员,第一次真正理解了患者家属的心情,也第一次为了患者的病情从心底里感到难受。

为了使馨儿的病情得到最有效的治疗,她父母选择了非自愿住院治疗。馨儿住在医院的特需病房,由她母亲日夜陪护,父亲则负责烧菜送饭等后勤供应。住院期间,我还去探望过她几回。平时心理咨询或精神检查时能够侃侃而谈的我,见了她反而变得难以开口,不知道谈些什么好。而馨儿更显得沉默寡言,对我的探望漠不关心,只是一直和她母亲说要回家去。她的母亲也愈加憔悴,几次和我交流时总是焦虑、担心着她的病情,害怕病情的反复。大约住院快两个月时候,我与她父亲又见了一面,原本能干的中年硬汉在这两个月的打击下消瘦十几斤。当她父亲说到独自在家夜不能寐时,他的眼眶湿润了。他说道:"我知道我妻子其实已经垮了,一说就哭,停也停不下来。我不能在她们面前哭,我总要坚强面对的。还有学校的请假、临近的毕业考试、学校的毕业证书、与医生的交流等一堆麻烦的事情要去处理,这些要靠我去办的,我不能垮掉……"望着他那白发丛生、疲惫不堪的样子,我只能尽量安慰他,同时觉得自己的安慰是那么苍白无力。

转眼间馨儿住院已经满3个月了,真的是苦尽甘来,馨儿经过抗精神病药物治疗后,病情明显缓解,又恢复成那个阳光、活泼、爱笑的模样了,经过病房主任医师的查房评估终于同意她出院回家。出院那天又是一个阳光明媚的上午,办理完出院手续,一家三口欢快地回家去。望着他们一家三口回家的背影,我突然感觉他们一家幸福满满,为他们而感动。在出院后不久,馨儿的父母找到我咨询今后的注意事项,尤其对今后病情是否会复发非常担忧。我也向他们详细解释了康复的注意事项,特意交代需要长期坚持服用抗精神病药物,切忌擅自停药或减药。

时间过得很快,离馨儿出院已经半年多了。这半年里,在父母的照顾与鼓励下,她一直定期到精神专科门诊随访,在医生指导下按时服药,病情也非常稳定。

有一天我意外接到她的电话。

"哥,问你个事儿行吗?"馨儿在手机那头问。

"说吧,是什么事儿?"我回答。

"最近看到招聘信息有个公司在招聘,我想去试试,想征求你的意见。"她说道。

我问道:"是个什么职位? 路远不远啊? 工作累不累?"(同时也为自己变得婆婆妈妈、挺啰嗦的而觉得好笑。)

"是在大公司的市场部,路程还行,乘地铁50分钟左右可到,关键是专业对口。我对这份工作挺有兴趣的,我觉得我可以试试。"她说道。通过她的声音似乎可以看见她信心满满的样子。

"行啊,我也觉得不错,可以去面试,不过一定要看看清楚,工作会不会太累,千万别找需要加班很多的工作哦!"我叮嘱着。

"好的,哥,你放心,我自有分寸的。"她在电话中笑着回复。

没过多久好消息传来,她依靠自己的实力顺利通过了公司的招聘面试,开始在新岗位上工作了。当时她的父母还是有着诸多的担心与顾忌。例如:她能否胜任这份工作? 会不会出差错? 能与同事融洽相处吗? 工作会不会特别劳累? 会不会涉及出差? 服药后对工作是否有影响? 别人会不会看出她有病? 等等。真是可怜天下父母心!

随着她在公司表现良好,与同事相处和睦,对工作进一步的适应,她的父母也渐渐打消了顾虑。不久前,突然听到馨儿的父母传来另外一个好消息,她谈了一个男朋友,前后谈了大半年的时间,两人卿卿我我感情非常好,甚至到了谈婚论嫁的阶段。馨儿的男友是她同事,比她大4岁左右,平时戴着一副眼镜,高高瘦瘦的,看上去文质彬彬的,对馨儿百倍呵护,馨儿对他也是非常依赖,两人感情如胶似漆。不久之后馨儿的父母为了她的恋情又来找我咨询。

她父母问:"你说她生病这个事儿要不要和男朋友说呢?"

我反问:"你们是怎么想的?"

她母亲说:"我原本对她谈朋友就持反对意见,也不知道谈得好不好,对方为人怎么样,担心女儿会被欺骗,同时也怕他们谈得不好而分手,对女儿是一个新的打击。后来看看那个男孩子为人还不错,他俩谈得还好,所以才让他们谈下去。但现在关于她的病情该怎么办? 该不该说? 我自己也说不清楚。"

她父亲说:"我和她妈妈都很矛盾,想说但又不敢说,说了吧,万一那个男孩子歧视她,甚至因此两人分手,对女儿是个打击,万一女儿承受不住这个打击,那该怎么办? 不说吧,小两口结婚后实在难以隐瞒，因为现在她每天还在服药，看门诊的医生也说过不能擅自停药，万一停药病情复发就麻烦大了。"

我问："你们征求过馨儿本人的意见吗？"

她母亲说："她倒是无所谓，她认为说就说了吧，不要隐瞒，一直瞒着也不是办法，纸包不住火。"

我说："我来为你们分析一下，有关馨儿病情说与不说的利弊。如果向她的男友说明情况，优点在于事先说清楚，男友有个心理准备，能结婚说明是真爱，万一婚后发病也能照顾馨儿，这样你们也能更加放心，当然风险是可能得知馨儿的病情而选择直接分手。如果不告知她的男友，隐瞒馨儿患有精神分裂症的情况，优点是近期不用担心因此分手，缺点是瞒得过一时却瞒不过一世，他们一旦结婚后很难长期隐瞒，万一婚后男方得知，震怒之下存在离婚的高风险。这些后果会不会发生谁都不能预测，还是希望你们父母进一步慎重考虑，不仅要对馨儿负责，也要对她的男朋友负责。"

经过馨儿父母的慎重考虑，最终还是在一次家庭聚会上向她的男友和盘托出，把馨儿的病情一五一十告诉他。幸亏她的男友睿智开明，了解她的情况之后表示不介意馨儿的病情，愿意继续他们的恋情，表示今后馨儿如果病情反复，他也愿意承担责任照顾馨儿。这下老两口终于放心了。

两个恋人继续着他们的爱情，感情生活如胶似漆，甚至考虑结婚买房等事宜。这不，前几天我收到馨儿和她男友亲自送来的邀请函，邀请我参加他们的婚礼。寻思着这回的红包肯定不能少，边想着似乎又看到馨儿甜甜的笑容，真心为她感到幸福，恭祝有情人终成眷属，感慨她最终战胜病魔获得自己的幸福人生。

Dr. Soldier

2020 年 4 月 18 日

爸爸、妈妈，你们真的爱我吗

2019年6月，我接到了一个由某某学校转介的心理咨询个案，了解到是一个初三的学生，我内心充满了好奇和期盼，因为孩子总会引起我更多的兴趣和关注。我猜想这会是一个什么样的孩子，她到底经历了什么，她的家庭是个什么样子的……

带着这些猜测，在我们约好的时间，我在门诊大厅里第一次见到了王玥瑶和她的妈妈。王玥瑶是一个有点微胖但非常清秀的女孩，头上戴着一个粉色的发卡，穿着一件有卡通图案的白色T恤和一条有褶皱的黄色短裙，显然出门前经过了一番精心的打扮。初次见面，在咨询室外，她有点害羞或是很防备地看了我一眼，她的妈妈也有点拘谨地微笑着跟我打了个招呼。我便把她们母女俩请进了咨询室。

为了营造一种轻松的氛围，我很随意地说了声："你们随便坐。"王玥瑶选了个中间的椅子忐忑地坐下来，我和她妈妈分别坐在她的两边。一开始，因为她们之前没有做咨询的经验，母女俩看上去不太适应的样子。按照我一贯做咨询的习惯，我先跟她们介绍了我自己并交代了一些心理咨询的原则，之后便开始切入正题，询问她们本次来心理咨询的目的。王玥瑶一直不用正眼看我，她低着头注视着自己面前的一块地方，似听非听地不停拨弄着自己的手指。听到我的询问，妈妈接过了我的话，一边看看我又看看孩子一边说："她现在就是要反复洗手，每天不知道要洗多少次，家里的洗手液每天都要用掉一瓶多，还要反反复复地打扫她的房间，也不让我们进去。我们跟她说，没必要洗这么多次，叫她控制一下，她就是听不进去。她的房间其实很乱，什么东西都放得乱七八糟，她也不管，但就是要反反复复打扫，怎么说都没用，我们也不知道该怎么办了。"妈妈指着孩子被洗得已经有点粗糙的手，音量突然有点提高了，带着有点克制的愤怒说："你看看她的手。"妈妈的话好像戳中了王玥瑶内心的某个痛处，让她非常难受，眼泪一直在眼眶里打转，我也感受到妈妈的着急和孩子的委屈。为了不让孩子待在咨询室听妈妈埋怨似的讲述而使她陷入更加无助的情绪里，我在征求王玥瑶的同意之后，准备先跟妈妈单独聊一聊，王玥瑶则在我的要求下乖乖地走出了咨询室，在门诊大厅里坐等。

咨询室里只剩下我和王玥瑶妈妈，我感到稍微轻松了一点，因为在之前的十几分钟里，从孩子不停掉下的眼泪中，我感受到孩子觉得自己是不被理解的，我一直担心她会无法接受妈妈过于批判性的讲述，我也担心这会给她带来更多的伤害。王玥瑶妈妈告诉我："她出现这种情况已经有半年了，这个现象只在家里非常明显，在学校或是其他地方不太突出。"我很好奇孩子的强迫行为只局限在家里，是这个家里的哪些部分对孩子造成了影响？王玥瑶妈妈继续说，"她对爸爸的态度是比较抗拒的，不愿意跟她爸爸接触，不让她爸爸碰她的东西，有时也不让我碰她的东西。她每天洗澡也要洗很久，半个小时以上吧，我跟她爸爸都觉得这个孩子怎么会变成这样，是不是我们平时太顺着她了，她要什么我们基本上都是满足她的，她要喝饮料，我每天都给她买，她要化妆，买化妆品我也没有怎么反对过，只是觉得她太小，要适可而止，大概是把她宠坏了吧。她小时候也是很乖的，我们说什么她都会听，现在，唉……"说着，王玥瑶妈妈长长地吐了口气，停了下来。这时，我提出是时候单独跟孩子聊一聊，妈妈点点头，走出咨询室，换来了王玥瑶。

爸爸、妈妈，你们真的爱我吗

王玥瑶一走进咨询室,坐在了之前坐过的椅子上,情绪显得平复了一些,她像个卡通片里的滑稽人物,喜欢将自己的脑袋下意识地上下左右轻微的转动几下,并且有点尴尬的看看我。我问了她一些问题,尝试着跟她建立关系。比如,"今天是你自己要求来心理咨询的,还是你的父母提出要来咨询的?""你对做心理咨询怎么看?""你希望咨询师能帮到你什么?"一开始,她都用很简短的几个字回答我,并没有准备向我敞开更多。她可能还不能确定我到底是"敌"是"友",究竟是来帮助她解决问题的,还是她父母请来的救兵。于是我把自己当成她的朋友一样,跟她聊了一些她所感兴趣的话题,她也慢慢地对我放下了防备,开始与我进入讨论正题的。她向我倾诉了不同于她妈妈所说的另外一个版本的故事。她说:"我反复洗手是从半年前开始的,因为我觉得很多东西都很脏,我控制不住地要去洗手,如果我碰到过什么我认为很脏的东西而不去洗手的话,我就会很烦躁,没有办法安下心来做作业。虽然我也不想这样,可是我做不到,我爸妈他们只会叫我不要洗了,叫我控制,可是这是我能控制得了的吗?"说着,她的眼泪又一次止不住地"哗"的一下顺着脸颊淌了下来。

她继续很伤心地哭诉着说:"半年前,因为我期末考试考得不很理想,爸爸打了我一顿,当时一个玻璃杯打翻了,他还让我从玻璃碎片上赤脚走过去,我非常害怕,不知道他为什么突然要这样对我。之后有一次,我偶尔注意到我的手机上有点脏东西,就很想把它擦干净,再后来我就开始出现了要反复洗手,反复打扫房间。我觉得我爸爸也很脏,他碰过的东西我都不会碰的,我也不想他碰我的东西,我妈每天跟他在一起,我也不想她碰我的东西。他们只要一碰过我的东西,那个东西我就不想要了,否则我就要擦很久。晚上我打扫完房间之后,我不希望他们跟我讲话,因为我担心他们的口水会喷过来,就算他们在另一个房间叫我,我也会担心,否则我就要再重新打扫一次。因为我每次打扫都有先后步骤的,每一个步骤都不能省略,所以这样会耽误我很多的时间。我已经跟他们说过很多次,可是他们就是做不到,他们觉得这是无所谓的事情,为什么我会这样要求他们,他们还说怎么生了我这样的女儿。我真的好累,有时候我只想躺在床上不想动。"结束了第一次的咨询,王玥瑶带着对我逐渐的信任和内心暂时无法消化的痛苦,跟有着同样困惑的妈妈离开了。

在接下来的几次咨询中,我一边继续深入了解王玥瑶的内心,一边对她的妈妈进行心理教育,争取孩子父母对治疗的配合。让我印象最深的是在前几次的咨询中,王玥瑶总是流着眼泪告诉我关于之前或近期她在家里与父母发生的一些事情。她回忆说,有一天,妈妈在生气的时候对她说,不知道养她做什么。还有一天因为爸妈叫她不要再反复洗手了,可她做不到,爸爸很生气,突然冲进了她的房间,看上去是想要狠狠地揍她一顿,当时妈妈怎么拉也拉不住,这让她真的非常恐惧,她不知道爸爸什么时候就会突然脾气爆发。再有一天,她威胁妈妈说她不要活了的时候,妈妈回应她说:"那你去吧。"说到这里,王玥瑶大哭起来,好像各种情绪一直压抑在她的心里,终于有了一个地方可以宣泄一下。我静静地坐在那里,看着她的情绪一涌而出,痛快也很痛苦。这让我不禁在想,父母亲给的爱往往是以自己的方式在给予,他们时常会忽略孩子对希望如何被爱的需求,两代人的心声就这么总是在爱的名义下擦肩而过,却捕捉不到那动人的瞬间,只留下悲伤的阴影。

在两个月的时间里,因为王玥瑶爸爸长期在外出差,我每周只能与王玥瑶和她妈妈见面。在我看来,对于一个在职的女人来说,当时的处境真的非常辛苦。她为孩子的强迫行为感到苦恼,一想到孩子每天要花费很多时间,做一些强迫的事情,而使得做作业的时间拖到很晚,从而严重影响孩子的睡眠,她就会显现无法自察的焦虑。尽管如此,在我的建议下,她一直在努力配合着,尽量克制自己的情绪,尽量以最大的耐心为孩子营造一个安全的心理环境。渐渐地,虽然王玥瑶仍然存在这样那样的强迫行为,虽然她妈妈仍然在内心中对孩子的表现有这样那样的不满,但让我们都能看到的是,王玥瑶的情绪得到了很大的改善。在咨询中,她不再动不动就流泪了,开始跟我谈论起家里家外的让她感觉还不错的一些事情。她说:"学校隔壁班上的数学老师跟我关系挺好的,我最近数学上有什么问题都会去问她,她也很乐意帮助我,给我鼓励,她每次从我们班级门口走过的时候都会对我一笑。"她还说:"我最近在想,我妈有时候也对我挺好的,她会每天主动提出来给我买奶茶喝,现在也不像以前那样经常对着我发火了。"

就在我们看到事情有所转机的时候,有一次咨询,王玥瑶告诉我她爸爸要回来了,我明显感觉到她情绪有些低落。爸爸对她来说就像个"定时炸弹",让人特别没有安全感,他会突然情绪爆发,虽然在王玥瑶的成长经历中,这种爆发的次数为数不多,但其威力无穷,让人想起来就后怕,随时心惊胆战,无法预期是否还会再次出现。一想起爸爸,王玥瑶的心理安全防线几乎要崩塌。庆幸的是,当我在咨询室第一次见到王玥瑶爸爸的时候,他的配合程度完全超乎我的想象,甚至比妈妈还要好,这让我放心了许多。因为在这样一个个案中,不是孩子一个人的问题,是整个家庭的问题,没有父母的改变,孩子很难好转起来。父母想要通过改变自己来挽救孩子的强烈愿望,让我看到了孩子好转的希望。

王玥然爸爸每次在咨询中都态度谦和,耐心倾听,虚心求教。在短短的时间里,他有了非常大的改变,王玥瑶也对爸爸为她做出的努力感到比较满意,他们的关系也在逐渐地修复。她的爸爸在咨询中说:"我知道双方关系的破裂是件很容易的事情,但要想修复却不容易,我们还需要时间。慢慢来吧,她现在能慢慢接受我,跟我聊聊天,已经比半年前好多了,我感到很开心。"

　　每周的咨询仍在继续,王玥瑶开始会很兴奋地跟我分享如何想办法处理她的强迫观念,如何成功地控制了某个强迫行为,如何在数学考试中将分数大大提高。当她每次拿出她的"成就"在我面前"炫耀"的时候,我也会跟着她一起兴奋起来,因为我知道在这个过程中她有多不容易,我会鼓励她、支持她,让她的"成就"被看见,这将会给她更大的动力去冒险尝试更多的可能性。然而,这也是在之后一段时间的咨询中王玥瑶所一直抱怨的。不知不觉中,随着王玥瑶情绪和强迫症状的好转,父母所关注的问题从孩子的强迫症状转变成孩子的学习问题。父母对王玥瑶学习成绩的期待也从半年前的低期待状态转变成了高期待状态。在王玥瑶眼里,无论是她的症状方面的改善,还是学习成绩的提高,妈妈都看不见,当她兴高采烈地告诉妈妈她的进步的时候,妈妈总是看到她的不足。每次谈到这个问题,王玥瑶都会伤心地流下眼泪。我跟她的妈妈不止一次地聊过这个话题,她妈妈先是否认自己对王玥瑶有很高的期望,进而否认自己对王玥瑶的学习感到焦虑。但之后她告诉我,她之所以每次在王玥瑶取得进步的时候,都会在表扬她之后追加一句,诸如你那里还做得不够好之类的话,是因为担心对孩子过多的表扬,会导致孩子骄傲自满、停滞不前。妈妈的焦虑变得非常情绪化,之前养成的耐心也在一点点减少,与王玥瑶冲突不断。王玥瑶告诉我:"我很恨我妈妈,甚至有时有报复她的冲动。我现在就想着要考上高中,再考上大学,毕业找到工作后就可以摆脱他们。"她犹豫了一下突然轻声接着说,"也许到那时,我已经不想要报复她了,我会心疼她的。"我问她:"你还是爱她的是吗?"她回答:"是的。"

　　写到这里,我在想,父母与孩子之间的爱是这世上最无私的情感,可很多时候正是因为父母这样的爱,让孩子透不过气想要挣

爸爸、妈妈,你们真的爱我吗

脱，适得其反地将他们与孩子之间心的距离拉得很远很远，甚至由爱生恨，却还坚持认为："我这也是为你好。"

可是，真的是这样吗？"爸爸、妈妈，你们这是真的爱我吗？"

上海市徐汇区精神卫生中心　胡　俊

2020 年 4 月

向阳而生

一抹阳光透过窗户，撒在屋内，暖暖的。

此刻，闹铃响起。7点，这是小浔给自己定好每天清晨起床的时间。她从睡梦中醒来，伸了个懒腰，利索地起来了。

小浔长相清秀，总爱扎个丸子头，不太爱说话，喜欢安静地听别人说。一边听一边浅浅地笑，笑起来会露出两个小酒窝。这一年，她25岁。

小浔自小就是家长们眼中"别人家的孩子"，她是家中独女，家庭条件优越。出生的时候，父母给她起名"浔"，谐音"寻"。"这是我们寻得的宝贝"父亲很骄傲地炫耀道。

一切都是那么地美好与可期。

小浔乖巧懂事，在父母的呵护下渐渐长大。她表现得很优秀，学业功课也是拔尖的。

小浔喜欢安静，不似同龄的孩子，喜欢撒欢玩乐，她更喜欢一个人静静地待着，看书也好，画画也好，做事也好。

"小浔啊，你可以多出去和同学们玩玩。"父母有时候会鼓励她。她也有一两个要好的同学，会被她们叫着一起学习、一起玩。

这样的日子，就这么平静地过了17年。

小浔也顺利地考上了市重点高中，即将面临高考。

在父母心里，他们对小浔是很满意的；在老师们眼里，小浔成绩不错，不出意外，能考上一个好的大学；在同学们眼里，小浔待人温和,大家也很喜欢她。

日子就这么过着,不知从哪天开始,小浔每每放学回家,就直接进自己的房间关起了门。父母一开始也不在意,认为功课紧张,她肯定是在忙着完成学业。询问小浔,她也简单地说没事。

转眼到了初春的三月。

这次学校阶段性测试,小浔的成绩退步不少。

"小浔最近在学校里,也不和同学说话,下课期间总是一个人在座位上待着。有时候听课也不专心,经常看她低着头,或者东张西望的。小浔最近发生什么事吗?"班主任很关切地问。

父母也很疑惑,可思来想去,小浔最近也没发生过什么呀。

父母是通情达理的,也没有责备小浔。但他们细细回想小浔最近的表现,隐约也感觉到,她变得更安静了,总喜欢将自己关在房间里。

"小浔啊,最近有遇到什么不开心的事吗?"

"没什么事。"

"有什么可以和妈妈说说。"

"你烦不烦哪,别来吵我。出去,不要再进来了。"

也不让多问,要是多关心几句,她会嫌父母管得太多,顶撞父母。

"小浔啊,我们几个约好周末去看画展,你去吗?""不去。"好几次同学想约着出去玩,也都被拒绝了。

似乎,那个听话的小浔有点变了。

父母且当是这个年纪的孩子,都会有点叛逆,平时也就更加小心地呵护着。

这天,小浔母亲接到学校班主任的电话,说小浔在学校里和同学发生了争执。这事发生在小浔身上,母亲觉得难以置信。因为小浔从小到大,一直是那么听话,连说话都是细声细语的,且从未有与人争吵过。

母亲很是着急，匆匆赶到学校，她觉得小浔定是被同学欺负了。

"小浔，发生什么事了?"见到小浔无碍，母亲细声问道。"妈妈，他们欺负我，他们总在那指指点点说我不好。"小浔哭泣着说。

"阿姨，我没有，我和其他同学说话呢，小浔就跑上来，说我欺负她，在说她的坏话。"在旁的同学很委屈地解释道。

事后，班主任也听取了在场同学的说法，大家表示确实未曾说过小浔的坏话，更没有欺负过她。这事似乎变成了个悬案，双方各执一词，小浔不是个会说谎的孩子，可同学们的说法又是那么一致。最后，在老师的安抚调解下，这事也就过去了。

小浔真的变了。

她每天都待在自己的房间里，将窗帘拉得严严实实的。静静的，一个人可以待上几个小时，似乎沉浸在自己的世界里。有时喃喃自语，说些听不懂的话;有时嘻嘻地笑;有时突然变得很激动;墙角的那副未完成的油画，孤零零地搁置了很久，有时看她拿起画笔，画上几笔，就扔在了一边。父母关心她，她都冷冷淡淡的，不予理睬。

"小浔啊，你不是一直想养条狗吗? 我们今天带你出去挑选一只，可好啊?"

"小浔啊，你不是以前一直想要去泸沽湖吗? 说书里描绘那边的景色很美。我们一起去玩玩，好不好啊?"父母总想尽各种办法，哄她开心，想让她多出去走走。

"不去。"小浔低着头，平淡地说。

父母最近从小浔嘴里听到最多的，就是"不"，看到最多的是沉默。家里安静得感觉空气都要凝固了。

外面的世界似乎与她无关。她不去上学，说学校的同学、老师对她不好；她不愿出门，说外面不安全；她也不看书，说看不进；以前的她，特别爱干净，总是将房间整理得一尘不染，而现在，桌上她心爱的小玩意们都散落着，无人问津。

小浔已经一个礼拜没去上学了。

这天，班主任上门。小浔表现得很激动，吵嚷着"不去，不去，不去"。一会哭一会笑，一会又躲进了房间，自己在床上，低头说着些什么。

就这样，小浔休学在家，没能参加高考。

"要不要带孩子去医院看看呢？"小浔父亲思虑很久说。

"别瞎说，我们家小浔这么聪明懂事的孩子，怎么会得病呢。我们平时不要给她太大压力吧。"母亲总认为，让小浔好好休息一段时间，身体慢慢会好起来。

有一天，小浔母亲收拾房间，将小浔房间的门窗打开透透气。小浔很紧张地冲妈妈喊："窗外有人监视我，快把门关起来，窗帘拉起来。要不然我的事他们都知道了。"

妈妈很是疑惑，家里是 25 楼，外面可什么都没有。

记得这是个深秋，细雨淅淅沥沥，下个不停，秋风瑟瑟，落叶满地。

这是小浔第一次来就诊。我是一名精神科医生，从父母焦急与担忧的眼神中，看得出父母的那份心疼与无助。

小浔安静地坐在诊室里，眼神呆呆的，缺少了这个年纪孩子该有的灵动与活力。

她总低着头，手不自觉地揪着衣服，显得有些紧张。对于来医院，她是排斥的，是抗拒的，与父母有过争执。她表现得很冷淡，言语很少，说话也是轻声轻语的，眼神躲躲闪闪，对我保持着警惕。接触很是被动。好在对于我的对话，还能简单地回应我。

小浔被诊断为"精神分裂症"。这个名词，我知道对于大多数的家庭来说意味着什么。虽然小浔父母来之前,做足了心理准备,但那一刻,确实,他们需要的是时间。

小浔是个懂事的孩子,最后离开诊室的时候,母亲叫她和我打招呼,她转身对我说:"叶医生,再见!"

再见,是的,接下来的很长一段时间,我们需要再见面,需要彼此的信任,需要共同去努力。

随之,小浔开始接受精神科药物治疗,基本上每两周由父母陪同来复诊。

刚开始的时候,小浔一直低着头,话很少,基本上问什么答什么,很多时候只是简单地回答"嗯""是的""没有"。

有时候,我会与她交流些这个年龄段孩子比较感兴趣的话题。她也会回应一些,偶尔看到她脸上也会出现惊奇的表情。

我猜,她肯定会想,"叶医生怎么也懂这些"。

其实,我原本也不懂,因为选择的想拉近与她的关系,私下做了很多功课,以尽可能地走近她。

"叶医生,你说我的病会不会好? 大家会不会对我有看法呢?"小浔有时也会担心。

"有叶医生在哦,我们的小浔这么棒,我相信你可以变好,你相信我不?"我总是笑着开解道。

是的,我对小浔充满信心。

每次来门诊,我会对她病情作评估,宣教药物知识。更多的时候会听听,她想讲些什么,给予她心理疏导,提高她对疾病的认识、处理与应对能力。

小浔慢慢地接受了我,也意识到自己是生病了,积极配合着治疗,她的病情也逐渐在好转,人活泼了些,话也多了些。

有一天,小浔主动告诉我:"叶医生,我要上学去了。"

那一刻,我是欣喜的、感动的,我在她身上看到了希望。

我看到了她的变化，不仅是症状的控制，更多的时候，她会主动和我说些什么，即使是一件很小的事情。

"小浔啊，你以后打算做什么？""我啊，我喜欢画画，我想做个设计师。"她眉梢上挂着浅浅的笑意。

看得出来，在这段时期，小浔的父母给予了她最大的支持，将她照顾得很好。有这样的父母，小浔是幸运的、是幸福的。

"我相信你能行哦，小浔，要加油哦！"临走的时候，我做了个加油的手势。

她笑了。笑起来很美、很甜。

小浔重新开始了高三的生活。

说实话，我内心是有些担心的，担心她接触新的环境，适不适应，同学之间关系处理得好不好，学习能不能跟上。

所幸，这些顾虑都没有发生。在开学后的一天，小浔开心地告诉我："叶医生，我在学校都挺好的，同学也好，老师也好。"

小浔有个很好的学习环境，学校在这方面将她呵护得很好。也许这些超出了一名医生所要关注的，但当我听到这些时，确实放心了。

小浔顺利地度过了这一年，也考上了大学。虽然不是以前期望的名校，看得出来，她还是很满意的，因为选择的是她喜欢的设计专业。

拿到录取通知书的时候，她还特意跑来，很郑重地将录取通知书摆在我的面前，与我分享了这个好消息，我自然替她高兴。

不经意间，我看到小浔的母亲偷偷地背过身去，抹着眼泪。我相信，那是幸福的泪水。

"叶医生啊，以后我要到学校住宿了，平时要上课，可能很少来了哦。但要是有时间，我还是会来的哦！"看得出来，小浔有些激动，也有些不舍。

"小浔，记得好好吃药哦。有空来看我，还想听你讲讲在学校的事呢。"我笑着叮嘱道。

接下来的一段日子，我再没见过小浔。每次她母亲代诊配药，也会带来小浔的信息：小浔最近很好，人也开朗了些，回来也愿意主动和我们说说学校的事了，小浔和同学去写生了，小浔参加了社团，小浔的作品经学校推送获奖了，小浔也有提到叶医生哦，等等。

"我们的小浔终于回来了。"母亲哽咽地跟我说。

我以为，小浔可以一直这样向前，朝着她努力的方向。

可是……

这天，小浔来了。此刻的小浔，时而情绪激动，时而喃喃自语，对着外人，眼神充满着敌意。

除了父母，陪同的还有她学校的老师。老师跟我说，小浔之前在学校表现一直蛮好的，学习也很努力，待人温和，大家都蛮喜欢的。最近两个月来，大家慢慢地发现她有些怪异，人变得孤僻起来，总是一个人自言自语，跟同学也不太来往，看人眼神凶狠狠的，有时还莫名其妙地跟同学吵，像变了个人似的。

小浔的母亲低声哭泣着，跟我道明了原因。

两个多月前的一天，小浔回家告诉母亲，有同学说她最近胖了很多。小浔就一直嚷着，觉得是因为吃药让她变胖了，就不想吃药了。父母也觉得最近病情很稳定，吃药可能对身体也不好，又拗不过小浔，就同意她试着少吃一点。没曾想，她在学校里就自己停药了。

"我们真的好后悔哪，怎么没听叶医生的话，要叮嘱小浔好好吃药。"

听到这些，我很是心疼。

"小浔啊，我是叶医生，怎么不好好吃药了呢？""不用你管，你们都是坏人，要害我。"小浔凶狠狠地冲着我喊，"回去好好吃药，好吗？""不吃，我为什么要吃药，我没病。"小浔很不配合，病情比第一

向阳而生

次来的时候更糟糕。

小浔病情复发了。

这不是我想看到的，却还是发生了。

小浔这次接受了住院治疗。

小浔在医院里，表现得不错，规范药物治疗后，病情改善得很快，她也认识到吃药对自己有帮助，要坚持吃药。

在住院的这段时间里，她写得一手好字，文采也不错，医院的黑板报就交由她负责，她会教病友画画，还会主动帮助工作人员做些事，且做得很好。

大家都喜欢叫她"浔妹妹"。

不久，小浔病情好转出院了。

我拍了张她与黑板报作品的合影，出院这天，我把这张照片冲印出来，送给她留作纪念，我相信她能懂我的心思。

"小浔，你知道向日葵吗？心里要是种着向日葵，生活便会一路向阳。若你把脸迎向阳光，就能感受温暖。"

"小浔，以后可要好好的哦。你能行，加油哦！"我鼓励道。

"嗯嗯，我会的，叶医生。"她点点头，清澈的眼眸里，透露出丝丝光彩。

我也相信你能做到。

阳光温淡，岁月静好。之后的日子，一切恢复了平静，小浔也回到学校，开始正常上学。

小浔大学毕业后，送我一张毕业照片，她穿着学士服，脸上洋溢着笑容，是的，是这个年纪该有的青春朝气。

25 岁，这一年，她应聘到一家广告设计公司工作。

她说，很满意现在的工作状态，可以做着自己喜欢的事，同事之间相处得也不错。

她说,她现在是名志愿者,她想去帮助更多像她这样的患者,她说,她会教他们画画,分享自己的故事给大家听。

当然,她会记得按时服药,定期来门诊。

25 岁,花样的年华。

"爸爸、妈妈,我去上班了哦!"小浔微微一笑,露出一对甜甜的酒窝,暖暖的。

阳台上的花儿悠悠然然,散发出沁人心脾的芬芳。

美好的一天又开启了。

上海市徐汇区精神卫生中心　苏燕莉

2020 年 4 月

陌上花开　不负韶华

那一年，她 21 岁，多么美好的年华啊！如花一样的她，本该去享受花一般绽放的生活，却被贴上了"精神分裂症"的标签。

风云突变　迷失心空

初见叶子，她一个人坐在角落里，就那么安安静静地坐着，一动不动，仿佛稍不留神，她就会悄无声息地消失在这个世界中。窗帘被紧紧地拉上，仿佛是为了阻隔任何一束光透进来。轻声呼唤她一声，她默默地转过头来，神情木然。那黝黑而又粗糙的皮肤，没有一点光泽，显然是长时间没有用心护理过了。瘦小的脸庞上架着一副大大的黑框眼镜，镜框遮住了半张脸，显得格格不入。

那一年，她的父母先后进入医院。父亲被确诊为肺癌，突如其来的噩耗如晴天霹雳，给原本幸福的三口之家带来了沉重的打击。母亲因无法承受，病情突然恶化……对于这个刚受过重创的家庭来说，无异于雪上加霜。整个家庭笼罩在一片悚痛之中。不久，父母一前一后撒手人寰，只留下孤零零的她。

"我知道，他们一旦离去，我的生活便一落千丈，从此不会再有欢笑与希望……"从她的表情中，我仍然能感受到她当时的恐惧和无助。家庭的不幸带给她极大的打击，从此她寡言少语、自卑敏感……

"整夜地辗转难眠，身体仿佛是虫子们的温暖巢穴，无数条虫子在我的身体、血管来回蠕动着,不停地吞噬着,它们是那么畅快淋漓、肆意而张扬……""脑袋嗡嗡地叫着,120的急救车发出的刺耳声、呼啸而走的急救车在川流不息的马路上奔驰的嗖嗖声,让我头痛欲裂,好像要将我的脑子划开……一个人躺在床上根本不敢闭眼,只能呆呆地望着天花板,只要眼睛一闭上,一张张鄙视、嘲笑、不屑、怜悯的面孔,犹如放电影一般在我的脑海里一幕幕地回放着……"

"没有父母在身边的日子,心中惶恐不安,每天都会胡思乱想、绞尽脑汁地想、一直控制不住地想……常常质问老天为什么对我那么不公平?灵魂深处,一个声音不停地拷问着:你活着还有什么意义?"

"对,活着毫无意义……"

因为连一个差强人意的答案都找不到,叶子多次想到了死……

"你试过整宿、整宿地睡不着吗?"叶子突然抬头问我。

我宛然一笑:"我也有啊,压力大的时候,那滋味太让人难受了。"

她似乎思考了一下,认同地点了点头:"白天,我根本无法工作。嘈杂的办公环境、不断的电话铃声,让我脑袋一片空白,我不知道自己该做什么……"

叶子原本在一家知名公司工作,是一位名副其实的都市白领。她本会有个美好的职业前景,事实上,她在工作上获得的小小成就感,足以让她有不懈上进的动力。"那是经过我自己勤勤恳恳努力获得一点小小成就的工作,可是现在我无法继续坚持下去……"叶子说。

"我总是听到同事们在背后小声议论我,她们一边说一边捂着嘴偷笑。她们总是盯着我手上的伤痕看,哪怕我不卷起袖管,她们也能看到。直到我忍无可忍，冲着她们发火，她们才知道收敛一点。""每天我打开电脑，会看到网页上那篇报道我自杀的新闻，一张张画面，宛如刀割的痛，变本加厉地向我袭来，猝不及防……我控制不住地去查找各个网站，不停地滚动着鼠标，不停地祈祷，可是每个网站上都有这篇报道……还有网页下方评论区的嘲笑声、鄙夷声……没有人能理解我的痛苦。对！我的同事们肯定也看到了这篇报道。"

叶子每天游走在崩溃的边缘，根本无法正常工作，最后通过辞职的方式来逃避"生病"的事实。显而易见，当时的叶子正处在发病的状态。

从心出发　邂逅阳光

叶子被亲戚送进精神卫生中心治疗。住院之后，她能积极配合治疗，经过一段时间的药物治疗，她的精神症状有所改善。出院后，她回到社区居家康复，她的小姨承担起对她的监护责任。在家属监管和照料下，叶子坚持定期复诊，规律服药，服药依从性较好，病情比较稳定。社区医生对她做了病情评估后，建议叶子去社区康复日间照料机构——阳光心园康复（阳光心园是为经过治疗病情稳定，且具有康复需要的慢性精神障碍患者，提供社区康复场所和专业化的精神康复服务，具有社会福利性质的机构）。

"我根本不想见人，只想这样一辈子躲在自己的象牙塔里。"因为叶子从未想过改变自己生活状态，所以最初她对去阳光心园这件事很抵触，并且表现出易激惹、情绪不稳定、敏感多疑的症状。所幸我们在访视过程中，对叶子可能存在的复发风险进行了早期识别和预警，及时跟进她的病情变化。这对降低精神障碍患者复发率、住院率起到了重要的作用。

"小姨一定是想甩掉我这个包袱，不想管我，所以她才要送我去阳光心园。"了解到叶子存在一定的负性思维和认知，我们对她进行了相应的心理干预和疏导，并建议家属给予患者积极的引导与沟通。

"你的病不严重，完全可以康复得很好。"这是叶子在之后谈话过程中反复提起的。因为家属的及时沟通和给予患者足够的信心与支持，我们看到叶子具有一定的康复愿望和动机，这有利于之后的主动配合与改变。"小姨从来没有勉强或者命令我一定要去阳光心园，她说如果我不愿意去，也会一直陪着我，不管发生什么事，都不会丢下我的。"

家属的鼓励和支持是精神障碍患者康复的巨大动力。叶子的小姨在其康复过程中，能够积极面对患者病情，提供生活上和情感上全方位的支持，尊重患者本人的意愿，听取患者的需求，对待她，像对待正常的成年人一样，坚定地陪同、支持患者解决各种困难，打消了叶子的顾虑，从而使她改变了负性的思维和认知。殊不知如果家属的一句"你不行"，会给患者本来就不足的信心带来多大的挫败感，不仅不利于身体康复，也影响患者参与社区康复的积极性。

迈出家门，走进阳光心园，是叶子康复的关键一步。"你不去看世界，世界也懒得看你。"的确如此。"我清楚地记得小姨送我去阳光心园的那天，是我出院以后第一次走出家门。天，晴得像一张蓝纸，呈现出迷人的淡蓝色，几片薄薄的白云，随风缓缓飘动着。几缕阳光从云层里射出来，照在我的身上，感到很惬意。"通过叶子的描述，我们不难看出这段时间以来她的心境变化。

但是叶子刚到阳光心园后，并不如我们预期的那样能快速适应和融入。她在各方面还是处于被动状态，不愿主动与心园里的学员打交道。在与叶子沟通交流的过程中，我们发现"病耻感"深深地困扰着她。找到"病因"，我们及时对她进行心理疏导并给予正向激励,使她意识到在阳光心园中康复学员都是经过"千挑万选",病情稳定、康复良好的患者,为她树立了康复和回归社会的信心。慢慢地,她放下了心理负担,脸上有了笑容,在阳光心园老师的帮助和鼓励下,逐渐和其他康复患者们一起参与自我管理、生活技能训练、职业技能训练等方面的康复活动。

人生如旅,打得赢"怪物",就能收获心底的一缕阳光。叶子说她看了一本书《忽然七日》,深受触动,至此开始反省和反思自己。"之前我曾一次次尝试自杀,看完这本书后我意识到曾经的自己是多么无知。书中的主人公在一次次轮回中领悟到人生的真谛,她一次次改写自己的命运,直到最后完成了自我觉醒与救赎。她死了,但她却挽救了另一个生命,她升华了自己,带着微笑而死。那么,我为什么还固执地自惭形秽、故步自封呢?有什么理由可以比活下去更抚慰人心呢?人生不可能重来,被现实伤得体无完肤的自己,都是过去,不能改变,那就忍下内心的煎熬与不堪,重塑自己,重获新生。"

通过几次交谈,我们惊喜地发现叶子总是有把事情描述得非常好的"魔力"。因此,针对她的这个"优势",我们对她做了进一步的挖掘和激发,并制订相应的康复指导计划。

"我现在活着的意义就是将父母给予我的爱继续下去,把他们的希望延续下去,即使千疮百孔,我依然是他们的全部,我坚定这样的信念,它支撑着我努力生活……"说到这时,叶子对未来充满期待。

心若阳光　何惧彷徨

泰戈尔说:只有经过地狱般的磨炼,才能炼出创造天堂的力量;只有流过血的手指,才能弹奏出世间的绝唱。

"刚进心园时的浑浑噩噩,再经过一年的'修整期',到现在能坚持在阳光心园康复。每天进步一点点，不断鞭策自己，才有了今天的坦然自若。假若我不坚持，很可能现在已被小姨再次送进医院……"

叶子至今已经独立生活 4 年多了。在心园康复的生活不仅使她逐渐恢复了社会功能和社会人际交往能力，还能承担起一部分家庭的责任，如定期帮小姨去社区医院配药，周末去小姨家打扫卫生等。除了参加阳光心园康复活动，每天看书、听歌、打扫房间是她必做的事情。"我的家很特殊，它维系着我与父母深深的情感。父母不在了，可他们的物件还在，从未离开，睹物思人，仿佛他们还在我的身边，我把家里打扫得干干净净，一尘不染，我想他们也会放心。打开永生花蓝牙音响，循环播放着几十首歌曲，或悠扬，或甜美，或感伤，或奔放，我边听边打扫，干起家务也变得有节奏起来，歌曲在不同风格的旋律中切换着，好像人生百态，一览无余……"

"汇心驿所"实习岗位工作优秀学员表彰会上，叶子脸上洋溢着笑容，自信满满地站在领奖台上。这时的她已在心园实习管理岗位上得心应手了：主持主题班会，出板报，记录工作会议，撰写心园稿件……样样出彩。"因为心中有梦想，渴望早日融入社会，而岗位实习是通往社会的最佳实践途径，我每天都精神抖擞，比以往任何时候都认真努力。"她会心一笑地说。

"刚开始，也碰到了许多困难，真的很想放弃……"岗位实习中最简单的工作当属考勤，考勤不难做，难的是天天坚持做。因为考勤工作，每天都要很早到达心园。叶子在刚开始实习的第一周，几乎天天迟到。"因为我长期不参加工作，再加上吃精神类药物有嗜睡的不良反应，导致我经常早上睡不醒，闹钟响了，我还是非常疲乏困倦。我只能跟心园老师打招呼，说明情况让他们暂时替我做好考勤工作。他们很善解人意，能体会我的苦处，并鼓励我，让我

陌上花开　不负韶华

安心。"

"因为嗜睡的原因,我也咨询过医生,医生告诉我要靠自己克服。我想既然做了这项工作,就不能敷衍了事,不管简单与否,都要认真、用心去做,克服自己的惰性。"在接下来的几周,叶子雷打不动地准时到达心园。"从那时起,我坚信,每天叫醒自己的不是闹钟,而是心中的梦想!"

汇心驿所的实习经历,让叶子养成了坚持每周做统计的好习惯。"自从生了这个病,思考能力和记忆力大不如从前,所以我蛮有自知之明的,既然容易搞错和忘记,就勤写勤记,既是居安思危,又是审时度势之举。诸如下次配药时间和数量,水电煤费账单缴费日期,生活用品补缺等。我把自己未来一周所要做的事一一定好完成的时间计划,什么时候做什么事情,做到心中有数。""这可能跟我的性格有关吧,比较谨小慎微。现在我自己一个人生活了,所以对待事情都很认真,这样我才能掌握生活的主动权,而不是散漫不羁地活着,我的生活才会有条不紊地进行着……"

"每天坚持康复,是一切成功基础。我所做的一切都很普通,但每天都要努力超过昨天的自己,再想方设法地改善自己的生活。不断给自己敲警钟,提醒自己生活要规律,性格要开朗。正是这种天天反省自己,天天鞭策自己的习惯,让我经受住风雨的吹打,能独立操持好自己的生活。"

世界很小,请带着你的梦想一起奔跑;世界很大,请带着你的坚持一起抵抗。"我心中的能量食物就是各式秀色可餐的蛋糕,每当我心情不好的时候,看到蛋糕店橱窗里琳琅满目、形态各异的漂亮蛋糕时,我就跃跃欲试,心花怒放,等买好了再尝上一口,从嘴里甜到心里,那滋味妙不可言,感觉整个人都被满满的正能量所包裹,心中对未来充满了希望,带着甜蜜温馨的感受继续好好生活。"

无论人生的开头如何艰难

我们始终相信

生活有欣欣向荣的希望

和不期而遇的惊喜

一切美好都会如约而至

我们的阳光少女

欢迎归来

上海市徐汇区精神卫生中心　蒋艳艳

2020 年 4 月

陌上花开　不负韶华

我叫小墨

我趴在窗户缝里往外看,冷风嗖嗖,外面的天空是黑色的,没有星星,没有银河,只有几束孤零零的月光。

月光随便地撒在大地上,线条凌乱,形影粗糙。曾经所感受过这里一切,包括夜空的辉煌与华丽,都是涣散的,是奢侈的,是过去的。

那个晚上,月光渐渐消末,房间里一片漆黑,世界仿佛静止在一片奇怪的海洋里,没有一点点波浪,如此寂静。

阳台上晾着我最喜欢的一条裙子,还有一双白色的板鞋。我最喜欢裙子随风摆动的声音,我轻轻地换上,害怕吵醒隔壁沉睡的妈妈。

我拿起积存很久的安眠药,1粒,2粒,3粒,4粒……整整58粒,应该差不多了,网上说,体重重的人要多吃点,我只有80斤。

刚烧的水很烫,我找了一个大玻璃碗,轻轻地倒进去,我以前经常这么做,因为这样水会凉得很快。妈妈不让我喝生水,可是她从来不舍得花钱买大罐装的纯净水,虽然它只需10块钱。

水凉了,我端在手里,水里映着圆圆的月亮,像一个出口,奇怪的、明亮的敞开着,仿佛在向我招手,整个世界似乎都在等待着我离开。

我曾经竭尽全力扮演一个所谓正常的人的样子,演技是我与生俱来的天赋,我演的很像,所有人都被瞒得很好。后来,我自己扛不住了,我也去倾诉过、求助过,然而大家不是感觉我想不开,就是把我当成笑话。我整个人像是处在一座孤岛上,我走不近别人,别人也没办法了解我的内心。

我试过了我能想到的所有办法。终于,我决定放弃了。在我做好这个决定的最后几天,是我久未有过的轻松日子。

药丸很小,白白的,感觉很苦的样子,我想如果是彩色的,像糖豆一样该多好啊,那就完美了。我端在手里,它们排列得整整齐齐,感觉要分好几次才能吃下去。

想着就要解脱了,我有些莫名地激动,都说跨出这一步需要很大的勇气,其实真的不需要勇气,相比之下活着才需要巨大的勇气,因为真的感觉自己支撑不住了。

我颤抖着塞了一把到嘴里,端起水,一口吃下去,可能吃得太快,也可能是呛到了自己,猛地咳嗽了几声。

小墨,你怎么了,大半夜在阳台上干吗?

听到妈妈在隔壁叫我,慌忙中,碰掉了玻璃碗,砰的一声,好响,玻璃渣碎了一地。

听到妈妈的脚步声,我害怕极了,赶紧把剩下的药丸踢到床下。

妈妈过来了,看到地上摔碎的耀眼的玻璃渣,夹杂着白色的小药丸,仿佛明白了什么,发疯一样地冲过来。

你在干吗? 这是什么药? 你吃了吗? 这是安眠药啊? 为什么吃这个啊? 吃了多少……妈妈颤抖着拿起旁边的药瓶。

我所有的委屈与无奈凝聚到了一起,哇的一声,哭了。

然后就听到妈妈哭着在打 120、打 110 求助,我迷迷糊糊地感觉很困、很困,只知道妈妈的脚被碎玻璃扎出了血……

过了很久很久,我感觉到肚子很饿,外面的阳光很刺眼,我挣扎着睁开眼睛,发现自己躺在医院的病床上,妈妈趴在床边睡着

我叫小墨

了，头发凌乱地披散在肩膀上。

看到妈妈疲惫的样子，突然感觉很愧疚，想到妈妈的这一生，眼泪止不住地流了出来。

她在我还没出生的时候就被诊断为精神分裂症，几乎每天都在吃药，每次要吃一大把，还住过很多次医院。

在我记忆中，妈妈总是梳着她那散乱的头发以及说着别人永远听不懂的话。我甚是害怕看见妈妈，害怕看见她那毫无表情的脸，害怕她会突然打我，害怕她跟我走在一起，害怕在大街上看见她被人围观哄笑的场面，害怕别人指着我说，快看，疯子家的小孩。

每当我被妈妈的痴言疯语、无法理解的行为，被别人嘲笑声搞到精疲力尽、无心学习，想大哭、发脾气的时候，爸爸总是连我和妈妈一起训斥。

大概从那个时候起，我开始不愿意回家，因为那是一个压抑得让人想哭的地方。我经常忍不住大半夜一个人跑出去，在大桥边上乱喊乱叫，之后的很长一段时间我没有和爸妈说过话，每天一个人过着独来独往的生活。

我的性格开始变得孤僻、自卑，不喜欢参加集体活动，不管做什么事都喜欢一个人。后来出现轻微的幻视、幻听，感觉耳边总有一个人和我说话，隐隐约约，时而遥远，时而很近。思维上也变得有些迟钝，不在乎是白天还是黑夜，只觉得这世界上所有的人、所有的事情都和我无关，感觉我的世界失去了光泽，变得昏昏暗暗、浑浑噩噩，自己的存在根本没有任何的意义。

我开始逃避朋友，逃避老师，逃避同学，逃避一切认识的人，情绪越来越低落，连最喜欢的娱乐节目都没了兴趣。后来这些情况越来越严重，我开始绝望无助、偷偷自残。那个时候感觉自己不受自己控制，觉得自己什么都做得出来。

最后实在没办法继续在学校里学习、生活，只能退学。回到家里关着门，躺着，也不想动，我不希望家人进我的房间。在家脾气很大，常常和爸爸、妈妈吵架，没有什么理由。

那段时间把自己这么多年来积累的不满和委屈都发泄了出来，可能是妈妈的事情对我的性格有影响，也可能是遗传，心里一直对父母有心结，所以那段时间把父母当做是自己的敌人，恨他们给了我一个糟糕的人生。

他俩几乎每天都在吵架、打架，爸爸嫌弃妈妈欺骗了他，嫌弃妈妈没有收入，嫌弃妈妈没有生儿子，嫌弃妈妈没有好好教育我，嫌弃我脑子也有问题。家里一团糟，没有一件像样的家具，全部被砸得面目全非。直到两年前，爸爸抛弃了我们，去了其他城市。我也不想再见到他。

后来的两年，我和妈妈相依为命，靠每个月 800 元残疾人救济金和 500 元抚养费生活，勉强度日。妈妈的病时好时坏，好在现在国家政策好，平时买药、住院的费用基本能减免。但是经过这么多年疾病的折磨，再加上营养跟不上，妈妈的身体已经大不如从前。深夜里，她能把我送到医院真的很不可思议，不知道她是怎么做到的，又想着自己的生活，想起自己之前的抉择，加上心里的内疚，不禁又哭了起来。

这时，妈妈醒了，看到我也醒了，一下子又哭了："吓死我了，你怎么能做傻事呢？哪里不舒服吗？为啥又哭了……是不是胃不舒服？医生给你洗胃了。是不是饿了？我去问问医生能不能吃东西？"

我拉住妈妈的手："没事的，不用去问，我没有不舒服。"

"那你为什么要吃安眠药啊？你说你要是走了，你让妈妈怎么活啊？妈妈现在可就只有你一个亲人了。"

我抱着妈妈忍不住一起又大哭了一场。

后来，妈妈带我去了她一直配药的地方——徐汇区精神卫生

我叫小墨

中心。那一年,我才 14 岁。

给我看病的是一位 40 多岁的医生,瘦瘦的,很和蔼。他告诉我不要害怕,抑郁症是可以治愈的,随后又安排我做检查,检查结果为:中度抑郁伴焦虑。后来医生给我开了草酸艾司西酞普兰和一些安神的药物,并嘱咐我按时按量服药,定期去复诊。

这个医生给了我很大动力,还让我边吃药,边去心理医生那里定期做心理咨询。在心理咨询的过程中,医生向我详细解释了抑郁症的情况,并且帮助我分析、逆向追溯抑郁症发生的原因,通过原因找到我的真实需求,引导我如何面对抑郁症和一些负面的心理问题。

之后的日子里,每天跟妈妈一起吃药,她也比以前更加照顾我,经常会莫名其妙地跑来看看我,每每这样我都会朝她笑笑,她才会放心地去做别的事情。

想想这样的生活也好,起码没人打妈妈了,我的身体状态也渐渐有了好转。

但是好景不长,因为我也要吃药,额外的开销使得家里的经济每况愈下,慢慢地开始入不敷出。居委会的阿姨经常看望我们,知道了我们的情况后,给我们额外申请了一些补贴,虽然只有几百元,还是很感激他们。

为了节省开销,妈妈报名参加了精神残障人士的活动中心——阳光心园,那里每天能提供一顿免费的午饭,还经常发一些吃的、用的东西,以及一些补贴,但是这些终归还是杯水车薪。为此,妈妈的头发白了好多好多。

在阳光心园,妈妈很努力,她参加了徐汇区精神卫生综合管理试点职业技能康复项目,经过近一年的面点师培训,妈妈竟然考出了上海市职业技能鉴定中心颁发的资格证。妈妈可以去找工作啦!

她去应聘了好几家餐厅、酒店,最后终于找到了一家,愿意提供一个月的试用期,妈妈以最好的状态开始了新的工作、新的生活。我们以为生活可以有所改变,然而天不由人,上班没几天,妈妈的同事发现她在吃精神类药物,没过多久,妈妈就被解雇了,原因是妈妈衣着不够卫生,不适合餐饮行业要求。

我很愤怒,这明显是找借口,戴着有色眼镜看待我们,想去和他们理论一番。妈妈拉着我的手安慰我:没事,算了,我们再找其他的。后来妈妈又开了早餐煎饼摊,去做志愿者服务孤寡老人,甚至在街道政府的帮助下开了个小商店。她不断地尝试,不断地失败,又继续尝试……虽然都没有做得很久,但是妈妈坚持不懈的努力,不轻易放弃的精神深深地打动了我。

妈妈在疾病的折磨下,为了改善我的生活,一刻不停地努力。虽然一路波折,我还是很感激她,妈妈让我重新认识到活着不仅仅为了自己,还要为了肩上的责任,为了家庭的幸福,为亲人而活。我也一直督促自己,安慰自己,鼓励自己,坚持吃药、治疗。每当我想要放弃的时候,我就会想到妈妈鬓角的那一丝丝白发,即使仅仅是为了她,我也要振作起来!

经过系统地治疗,我的病情正在慢慢地好转,和治疗前已经完全就是两个人。我又重新回到了熟悉的校园,不过自己的反应还是很慢,学习能力、理解力、记忆力都达不到患病前的水平,很简单的知识点,我需要花费别人三四倍的时间去记住、理解,而且还会非常非常疲惫,用完脑力之后一抬头就头晕目眩。

不过,现在的我并不在乎这些。我只在乎我和家人朋友是否健康,在乎他们是否快乐。我时而内心会无比的温柔,时而会与世上的善举发生共鸣,然后感动不已。

当然现在负能量也是有的,但是我会自我排解。我相信所有的抑郁症都是可以康复的,只是时间长短而已,它确实会复发,但

我叫小墨

是我们可以解决！复发一次就解决一次！

另外，很感谢当初为我治疗的医生们。他们用自己的专业能力帮助我走出泥潭，在我最绝望的时候拉了我一把，我这一生都不会忘记。一个好的医院，一个好的医生，在康复治疗中真的至关重要。他可以让你少走很多弯路，减轻很多痛苦。

抑郁症曾让死亡离我如此之近，但也正是因为死亡的存在，让我体会到了生命的真正意义。有人说抑郁的目的在于迫使你停下来弄清楚自己是谁，它要求你给自己定位，这个虽然痛苦，但也是驱动力。在我陷入抑郁的时候，也没法理解这句话，当我走出抑郁时，才发现抑郁让我知道自己将要走向何方。

与抑郁症斗争的日子里，我学会了不再自责。过去心理上的自卑，让我很容易自我攻击，一旦做错了事情，我就会不停地责备自己，而为了对抗抑郁症，我强迫自己不要为了一件事情就去责备自己，当自己的脑海里面出现责备自己的想法时，我都会及时控制住，宽慰自己要从错误中吸取教训，而不是一味地责怪自己。

患抑郁症之前我很强迫，总是强烈要求自己做所有的事情，追求完美。现在，为了改变自己的情况，走出抑郁的困境，我会做一些自己喜欢的事情来满足自己的需要，比如看书、逛街、旅游、跑步，一点点地让自己认识并接纳自己的不完美。在这个过程中我也意识到，在这个世界上，没有任何一个人是完美的，不要整天为了些鸡毛蒜皮的小事情操心。所有的事情都有两面性，换一个角度去看，或许会有重新的认识。

调整好情绪和心态，不要责备别人，也不要自责，学会感恩，学会感受身边的爱，感受别人的关心。去尝试着做一些关心别人的事情。当看到别人给你投向满意的目光和微笑时，你会发现你又能够自信起来了，又能够快乐起来了，渐渐生活的兴趣也开始占领你的脑海，负面的东西开始慢慢退去。

让自己忙碌起来，无暇顾及你所担心的想法。等你对所担心和恐惧的事物有了充分的认知，或有了足以能够承受的能力，你心里的阴影也自会淡去。

也许很多人和我一样，也被抑郁症困扰了很多年，也许你绝望到了极点，也许你想到或甚至尝试过自杀。我希望你能看看我的故事，并认识到无论你患有多么严重的抑郁症，在精神科医生的帮助下，你都能完全康复，并重新享受生活的。

在我床边的药箱里面，还有几盒治疗抑郁症的药物，医生说我吃完这些药物，就可以尝试着停药了。

现在的我，感觉自己已经回到了曾经正常的时候，心情变好了，气色也好了，身边的一切也有开始有了颜色，也开始有了生机。

现在我还是很喜欢夜晚，喜欢遥望有着明月的夜空，因为它像妈妈一样一直看着我、爱着我、呵护着我。

那是一种逐渐凝聚的美，是越来越清晰的美，是更为永恒的美。

我，叫小墨。

上海市徐汇区精神卫生中心　梁　肖

2020 年 4 月

我叫小墨

追梦少年

"我还是从前那个少年，没有一丝丝改变，时间只不过是考验，种在心中信念丝毫未减，眼前这个少年，还是最初那张脸，面前再多艰险不退却……"耳边响起了这首网红歌。大家好，我是这个故事的主角，男性，现在正值中年。别的关于我的事情就从我的故事里，找答案吧。

我站在窗前，不知是站在门外还是门内，看着街道两边的梧桐树，从绿叶变成枯叶，亦如我的人生从彩色到黑白，打开思绪的盒子……

青春岁月，豆蔻年华，我也曾年轻过。时光回到 20 多年前的一个夏天，高考是可以改变每个人命运的一场考试，以前很多人这样认为，现在亦是，不管怎么说，高考也是一条出路。和很多莘莘学子一样，我也参加了，但是未能发挥出自己的水平，内心很不甘，我决定复读一年，再次参加高考。结果我顺利进入大学，在大一第二学期的时候，我突然开始内心焦虑，而这种焦虑找不到根源，开始失眠，整夜整夜地睡不着。

那是第一次，我看了精神科门诊，当时医生诊断为"神经官能综合征"并开了一些药物给我，我回去服用了之后感觉好多了。之后，我大学毕业，找了一份工作，一开始做销售的工作，后来去设计公司做设计。和很多平常人一样，我平时也会炒炒股票，在工作的第八年，2008 年末至 2009 年初那会，正值股市熊市的时候，我投入的钱血本无归,还欠了银行一大笔钱。我的父母无力帮我偿还债务,而我多年未发的病症又开始发作了,焦虑、失眠又伴随着我。这次发作比上次严重,甚至在别的方面也有了改变,变得猜疑,不信任任何人。我再次去精神科门诊,此时被诊断为"精神分裂症"。父母当时觉得无法管理我,便把我送入医院住院治疗。这一住竟是那么多年,想想也很无奈。

刚进入病房时,我带着好奇与不屑。在这里,我看到有的人躁狂,有的人抑郁,有的人酒精依赖等。我觉得自己没有病,是不需要治疗的,我和他们是不一样的。每天我们5点半起床,6点多吃早饭,11点吃中饭,下午5点吃晚饭,晚上9点关灯、睡觉。在这里生活规律,显得无聊而寂寞。周一到周五,我们有康复活动,可以去康复室做一些康复治疗,有低频、激光、脑循环、内观,还有做小手工活动,等等。自从不能使用笔记本电脑后,我就在康复室里待很久,在这里我可以拼积木、搭模型,甚至做针线活、钩小包等。感觉我的灵魂暂时有了安放之处。一定想不到,一个男人可以把针线活做得比女人还好,这可真是托了住在这里的福。

转眼间爸妈把我送进来已有若干年了,进来以后,对我的关心越来越少了。当我缺少东西或换季的时候,他们才会来看望我。问起他们出院的事情,也是各种推脱阻扰。我感觉我被骗了,是被骗了进来,而我的父母也真是狠心啊。以致后来,我曾自私地幻想着:若我的父亲在我母亲之前先去世,那么我还有出去的可能的,那是念在母亲比较疼爱我的份上。可我不知道的是:他们两个人竟然都签署了器官捐赠的同意书,这是要把我最后的路都断了。

每天下午2~4点是病房会客的时间。有一天下午,护士在活动室门口呼唤我的名字,我满心欢喜地来到会客室,是我的母亲来了,在我父亲的陪同下。有那么一瞬间我觉得他们老了,不再是可以容许我任性妄为的年纪了。母亲的身体相对父亲来说，更差一些。她行走不了太多的路，因为她的关节不太好，想必每次换季的时候，都要疼上好一阵子吧。这次过来是给我送些生活用品及衣物。和每次过来一样，我们说不了多少话，便匆匆忙忙结束了会客，与我而言，我的心结他们是知道的，但他们就是做不到。我们避而不谈这个问题，而坐在一起又尴尬，还不如早早结束会面。临走时，母亲嘱咐护士多关心我一下，说我给护士添麻烦了，真是不好意思。我及时打断母亲，不让她再说下去了，让她赶紧回去。我没有那么的不堪，母亲根本不懂。也许在他们的眼里我就是不堪的，是他们的耻辱吧，姐姐一路走着正常人的人生轨迹，外加事业有成，而我却混进了精神病院。

　　我们白天大部分的时间待在活动室里，里面有厕所，有浴室，有餐桌，有电视机等。总能在白天的时候听到护士喊着"某某某，把自己的东西拿好出来，你家里人接你回家了。"好羡慕啊，那是真正的出院，但又并非真正的出院。亦如一个春天的早上，护士在活动室门口喊："某某某，把你的东西拿好，今天你出院了。"病友满脸喜悦地回答"哎，好的"。其余的病友会祝福他："你出去了啊，好开心，那你以后可舒服了。"他乐得呵呵呵笑出了声音。其实你不知道的是，居委会的人对护士说："你们没有对他说去哪里吧。"护士回答说："没有，就和他说有人接你出院了。"居委会的人回答说："那就好，我们是接他到一个康复医院去住。"只是换个地方继续住院罢了，没有亲人的人生，大概就是如此吧。

　　一个盛夏的晚上，和以往无数个夜晚一样，我的病友们晚饭后早早地排起了队。如果你刚来这里一定会很惊奇，这是要干什么？每晚六点半的打电话，就有一种孩子为了得到糖果那样的渴望。有真的打电话的，有看别人打电话的，有看热闹的。而这些日子以来，我发现有的病友每天都要给家人打电话，没有特别的事情要说，哪怕只是听听家里人的声音，也是极为满足的。因为通话后，这晚可以睡一个安稳的觉了。那天晚上等病友们都打好电话后，病房的护士突然发现病房里少了一位患者的身影，因为他的体型较大，平时也比较吵闹，比较引人注目。护士再次清点人数后发现，病房里果然少了一个人。于是立即采取应急预案，通知值班医生和总值班，查看录像后发现，他趁工作人员不注意的时候，不停地拉病房的大门，门被拉松后，故作镇静地回到病室，换好自己平日穿的衣服，偷偷地溜出病房，走出医院的大门。这有点像美剧《越狱》的感觉，你一定会觉得不可思议吧，精神病患者也能心思缜密地出逃。经过医院、街道、警方等多方工作人员的努力下，终于找到了出逃的患者，并被顺利送回了病房。回来后，病友们都在议论这件事情。"那个谁谁谁，逃出病房了，看不出来啊，他还蛮厉害的。"在我看来，这样的出逃是愚昧的，因为再逃也是可以被找到的。我以后要是出去，一定要光明正大地走正规手续出院。其实可以做一个实验，偶然间把病房的门敞开，看看我们会是什么反应？我相信，总有一部分人是不会离开的，他们还是会选择留下来，因为他们没有地方可以去。也许以前他们是有家的，可是现在他们无家可归，房子已被家里人卖了，出去后没有住的地方，没有一个地方可以给他们遮风挡雨，至少在这里有四面墙一个屋顶，撑起他们的一片天，一日三顿饭，不算美味但是管饱。

　　一年时间里，我们可以有几次出去的机会，我说的是真的走出医院大门的那种。每次人数不会太多，10个左右吧。医生和护士会陪着我们一起出去，找相对比较空闲的一天中午，我们脱下平日里常穿的病号服，换上自己的衣服，那算是一种尊重吧，至少我们暂时看不出患者身份。在医院附近的餐厅，我们点一些平时没有机会吃到的菜，大饱口福，吃不完的菜，可以打包带回去，留着当晚饭。这是我们最为期盼的事情，那种走在外面，呼吸新鲜空气的自

追梦少年

097

由感，无以言表。看着满地的梧桐树叶子铺满街道，踩在脚底发出"滋滋滋"的声音，阳光照在身上暖洋洋的感觉，从身到心给人一种温暖。

一个冬天的早晨，比以往都要感觉寒冷，听到病友说："你们听说了吗，那个谁谁谁，昨晚突然死了。"另一位病友说："啊？真的啊，真是想不到啊，他爸妈可是每天都来看他的。"而我在想，病友口中说的那个人，也是个老年患者了，年纪比我还小一点，平时是比较吵闹的，他活着也没什么生活质量，这样的离开对他和他的父母来说，都是一种解脱。就是不知道以后我会怎么样，会不会像这里住了好多好多年的酒精依赖的老酒鬼一样，一辈子住在这里。那是我不敢想的，也不想面对的事。

若干年后，护士问起我，如何看待自己。我觉得我还是有病的，是轻度的那种，刚入院的前两年，还有点精神症状以及失眠，但是随后这些症状都没有了，而我也不会失眠。我一直觉得我是一个特殊的存在，有病却不似有病。

喜鹊喳喳喳在窗外叫个不停，像是来给我报信的。我终于等到了那一天，护士呼喊我的名字，告诉我，我今天可以出院了。我的父母终于还是心软了，接我回家了。我内心悲喜交加，终于可以离开这里了，在这里度过了我的最美好年华。

出去之后，我试着找一份工作，不管做什么，从基低层做起，哪怕是卖苦力也好，那都是我靠自己的努力获得的一份收入，可投出的简历石沉大海，毕竟我已经离开工作岗位那么多年，一切都变了。最后在朋友（之前一起住院的病友）的帮助下，找到了一份工作。他的情况比我好很多，他有较高的学历，目前在一家投资公司上班。

阳光明媚的早晨，阳光透过梧桐树斑驳地撒在街道上，惬意而美好。内心告诉自己，美好的一天开始了。我身穿短袖衬衫和西裤,脚穿一双锃亮的黑皮鞋,一手拿着公文包,公文包里装着笔记本电脑。我剪了一个利落的短发,干净的脸上挂着得体的微笑,穿梭在人群中,赶着去上班。我在一家广告公司工作,做着我擅长的设计工作。碰巧的是,我的工作台就紧靠在窗户边上,可以看到窗外各色行人,以及我最爱的梧桐树。阳光照在我的身上,温暖了我的身体也温暖了内心。我业余时间也炒股。这一次,我不会像过去那样,让自己一败涂地,赌上一切,我会给自己及时止损,在比较有把握的情况下才去做。在精神病院的那些年,我积累了很多理论知识,现在开始实战了。我小心谨慎,轻仓止损,让我小有盈余,沾沾自喜。我和同事关系和睦,能融洽相处,私下我们一起吃饭、聚会。公司里热心的阿姨说要给我介绍女朋友,总是夸我脾气好。那是我不敢想的事情,爱情,精神病患者配有爱情吗?是会耽误别人的一生吧,也会给社会留下一个麻烦的下一代吧。我内心充满渴望却又害怕。有一天晚上,在阿姨的热心关心下,下班后去见了一个女孩子,初见时觉得她文静,话不多。阿姨也是一个劲地夸赞这个女孩,并说我们之间有多么的合适。那次见面之后,我鼓起勇气,私下约那个女孩,之后我们又约了几次饭,看了几场电影。我想那是所有人谈朋友的套路吧。在相处两年之后,我和那个女孩结婚了。在结婚前,我向她坦白了我的过去,包括在精神病院住院的事情。一开始她是抵触的,说要给她一段时间想想。对于我来说,那段时间真是煎熬,想问又不敢问。怕逼急了,人跑了。所以我每天都在心里祈祷,希望有个好的结果。果然,老天对我还是不错的。现在我有一个温暖的家庭,有一个爱我的老婆,有一个我爱的孩子。我们如岁月静好那般过着日子,我乐得笑出了声音。只是天边翻起的鱼肚皮,告诉我,天亮了,梦醒了……

后记:像我这样的人应该不止一个,我们渴望冲破枷锁,有时却无路可走。太阳升起又落下,日复一日,年复一年,当初的少年,一只脚已经踏入了中年。我在追逐的永远都只是我的梦，我在人间凑数的日子……

上海市徐汇区精神卫生中心　顾　群

2020 年 4 月

我和老唐

　　老唐，一位 60 多岁的双相情感障碍患者，他不是我接触的第一位精神障碍患者，当然也不会是最后一位，但却是印象深刻的一位。多年来我总会回忆起他，那段时间的工作很难说是我帮助了他，还是说他鼓励了我，但是他给了我对精神病防治工作最开始的感动。

　　第一次听到老唐的大名是在我刚做精神病防治条长的第一个月，他的"事迹"其实对一个精神病防治新手来说是有点害怕的。他的历史"事迹"：经常打老婆，和邻居一起冲突就打人，砸别人家的自行车，等等。这次是居委会干部去他们家处理一件家事让他很不开心，于是白天大闹居委会，晚上趁居委会干部一个人在值班的时候，敲窗户、砸花盆，使得居委会干部吓得不敢值夜班，苦不堪言。当我赶到老唐家去做应急处置的时候，家属怕他继续闹事已经把他送到上海市精神卫生中心住院了。准确地说，那一次我没见过老唐，知道了他的那些令人恐怖的状况。

　　真正见到老唐是在他住院两个月后的一天，他从上海市精神卫生中心出院了，在和居委会干部走去他家的路上，还是有点担心自己会不会打退堂鼓了？脑子里不断地想象某种场景，如果到他家里，他要是动武怎么办？我们怎么才能自我保护？我不断地询问居委会干部他家里的情况，预想着自己到他家如何做好应对和访视。

敲开老唐家的门,开门的是他的老伴,她开好门后即刻转身去了厨房,好像带着情绪,嘴巴里还在不停地叨叨着什么。从门口左转往里是客厅,厅的另一面有个榻榻米,上面坐着一位30岁左右胖胖的女性,抱着一个一岁多的女婴,正看着电视。一位魁梧的老汉坐在饭桌旁,气呼呼地两眼圆瞪,如果不是居委会干部介绍声打断了我,我都怀疑自己走进了钟馗庙,他长着一副可以镇压妖魔的模样。原来他就是老唐,看到我们他很惊讶,我向他自我介绍后,他生气地回应他喋喋不休妻子什么话,然后眼光才缓缓向我们转过来。

我请居委会干部劝劝他的妻子,缓解一下她的情绪。我顺势坐在了饭桌的另一面,我想可能隔着桌子会安全点?我心虚地和他寒暄起来,问他现在的感觉如何,吃什么药?很刻板的问话,我感觉我的内心其实也有些颤抖。我正预期他会暴怒一番,然后把我和居委会干部扫地出门,这应该还算比较客气的吧?可是现实情况和我预想的完全不同,他沉默了几分钟,凄凄地说道:"医生,你看我家里有这样不停啰嗦的老婆,还有一个离了婚没有工作带着孩子的女儿,我的心情会好不?唯一开心的就是和外孙女一起玩的那么会儿。我知道我打人、砸东西都不对,可是我控制不住自己,火气上来就没办法。"说完深叹一口气,头低了下去。见他打开话匣子,我鼓励他:"听起来你的压力很大,你有什么不开心跟张医生说说,看看我能不能帮助你?"他缓缓地抬起头,眼睛明显有一点光亮,可能是他太缺乏诉说的途径了,于是开始说老伴如何为了家庭琐事对他不停地责骂,每天就像蜜蜂和苍蝇在头上嗡嗡嗡,其实自己也不想动手打她,可有时候实在忍不住。女儿前几年找了个不务正业的男朋友,无论他怎么反对都没有用,他只能放任她和那个男孩结了婚,一年多后生了个女儿,两个人为了经济原因矛盾不断,前段时间女儿离了婚回到家里。女儿自己有大专学历,可是借口怕他对外孙女有暴力行为,不肯外出好好找工作,现在母女的生活负担全部落在他们老夫妻的身上,老夫妻俩的退休金加起来也没多少。看得出他对女儿和外孙女的将来充满担忧。

我请居委会干部把老唐女儿的情况登记下,看看就业中心是否有合适她的岗位,并且和老唐女儿聊了聊工作的重要性和必要性。我又单独找老唐老伴沟通了一下,跟她说明和老唐相处过程要注意的地方,不要激怒老唐,否则会引起疾病复发,并且给了她我的联系方式,有问题可以及时找到我。这个访视过程几乎用了一上午时间,感觉老唐的情绪明显好了很多,他执意要送我和居委会干部出门,并且表示随时欢迎我们上门。

和老唐的访视交流过程让我一个刚开始从事精神病防治工作的菜鸟深深体会到,精神障碍患者这一团体,并不像世人想象得那么可怕,他们很渴望人们的理解、关心和尊重,只要社会给到他们足够宽容,相信他们也不愿意伤害任何人。

过了一段时间居委会干部告诉我给老唐女儿介绍了一份工作,现在做得还可以,帮老唐解决了一块心病。而之后的一段时间,不局限于随访周期,我有空经常打电话和老唐聊聊,关心他的状态,并且和老唐老伴反复强调关注老唐情绪的重要性,还要督促他吃药,避免病情变化。

慢慢地,和老唐熟络了,对话多了些随意,有次我打电话到老唐家里的时候他正在小区门口和门卫聊天,老唐老伴在电话里告诉我老唐又打了她,我心里格愣了一下,难道病情复发了? 我让她把老唐叫回来我再打电话给他。老唐知道是我要打电话来,便很快回到家里。我电话再次拨过去的时候,明显听出他刚爬过楼梯气喘声。我问他最近有没有做什么不好的事,他可能知道自己被告状了,他说他实在被老伴的啰嗦烦了,一冲动就动了手。我告诉他如果再打老伴我就不理他、不到他家看他了。他赶忙表示以后不动手打老伴了。

　　有了老唐前面的"事迹",我不敢懈怠,跟老唐约好时间,与居委会干部一起上门评估他的病情。这次上门和上次完全不同,听到敲门声,他很快迎了出来,满脸堆笑,还没待我们坐下,老唐已经把一根香蕉、一个苹果分别塞到我们手里了。紧接着又去倒水,弄得我们两个有点受宠若惊。老唐老伴也出来招待了,手肘上有明显的淤青,她告诉我们是前些天被老唐打的。老唐看着老伴诉苦,表情明显有了一丝尴尬,我假装很愠怒地质问他,为啥这段时间又开始动手了?老唐说女儿上班了,外孙女就由他们带了,老伴带得多难免怨气多,然后就开始不断地叨叨。他也想带孩子,可是女儿强调不放心他一个人带孩子,生怕他对孩子使用暴力。其实他也感觉很委屈,想帮忙使不上力,被老伴叨叨的也实在受不了,所以宁可待在小区保安室和保安聊天,都不愿意待在家里。自己偶尔买几个包子给保安吃,老伴觉得他乱花钱对他进行经济管制。好吧,我和居委会干部相视一笑,我们又需要做经济调解员了,让他们老两口坐下来讨论一下,多久给老唐零花钱,给多少合适,如果谁要违背规则都可以向我申诉。定好规则后,老唐开心得像个孩子,这下经济问题也解决了。

　　对老唐的病情评估没有发现问题,让我紧张的情绪放松了很多。这些事情令我领悟到:医生和居委会干部对患者的关心以及社会对患者的尊重固然重要,但一个良好的家庭环境,家人对患者的理解和支持更为重要。缺乏家人支持的患者犹如深陷泥潭难以自拔,所以在工作中我们要注重了解患者和协调家庭关系。老唐老伴的脾气性格很难改变,我只好请她多多参加家属培训,请其他家属和她交流照顾患者的经验,希望她有所领悟。

　　我特别要感谢老唐的是,我们一年一度的精神病患者集体体检,他入册后从来没有参加过,可是当他听到居委会干部说是张医生邀请他参加体检的时候，他立马应允，并且很早和老伴一起赶到了体检点。看到我后老唐很热情地向我打招呼，老伴在旁边补充道："张医生，他是第一次到这里体检哦，就是因为是你叫他的。"我立马给了一句鼓励，他很高兴。给他登记完了，第一步空腹抽血，抽完后我给了他面包和牛奶，可是他说吃不惯，于是请他老伴去旁边小吃店买早饭。而后他坐在凳子上排队做下一个项目，一旁有个家属看到他"凶悍"的模样，故意往前挪了一挪，想离他远一点。

　　在其他患者陆续赶来的时候，我也没有再关注老唐和他的老伴，忙碌地做着登记和引导工作。不知道过了多久人群里发出一声尖叫，旁边的人四散开来，我的目光立即被吸引过去，发现老唐一手一把揪着他老伴的头发，另一手挥舞着拳头砸向老伴的头。我不假思索地冲过去阻止老唐的拳头，让他赶紧松开，停止殴打。老唐听到我喝止，拳头缓了下来，松开了老伴。一旁的患者和家属都惊魂未定。安抚好他们后，我把老唐夫妻叫到一旁坐下，询问他们到底发生了什么事？老唐觉察到了我的不悦，喘着粗气愤怒地说："让她去买早饭，买了一个糍饭团，不停地叨叨多贵，买了我不喜欢的豆浆，非得让我喝下去，我不喝又要啰嗦，我被逼得没办法了才动了手。"老伴在一旁委屈地掉眼泪，我帮她检查了一番，还算好没受伤。她把经过也跟我描述了一遍，原来是各自的表达方式不同引起了冲突。我告诉老唐无论什么原因打人就是不对，这一点必须跟老伴道歉。他瞟了一下老伴："只要她不骂人，我就不会打她。"我问他老伴是不是给他买了最贵的糍饭团？而她自己吃了最便宜的，是不是怕他嘴巴太干了让他喝豆浆？老伴虽然唠叨，是不是对他很好？给老唐做了一番工作后，他的态度明显有了变化，往老伴身旁挪过去一点，我让他跟老伴道歉，他还真的说了"对不起"。他老伴说夫妻几十年了都没有听到过他一句道歉，说完抹起了眼泪。我跟老唐提了一个特别的要求，等他体检完了让他拉老

我和老唐

伴的手一起回去,老唐害羞地笑了。

体检结束了,老唐出来和我打招呼要离开,我嘱咐他和老伴路上注意安全,示意他拉上老伴的手,他好像很不自然,我再要求了一次,他咧着嘴露出一排黄牙,但还是拉起了老伴的手,往门口走去。老伴那个时候也不叨叨了,像极了害羞的小媳妇。看着他们走出去的背影,我想这可能也是一种浪漫!

这件事后,有同事责怪我在那种情况下不应该直接冲上去阻止,有可能会被一起打,因为患者如果发病打人是不管对象的。同事说的很对,我只是没有想那么多,可能自信能够阻止吧。现在回想起来应该感谢他配合体检,也感谢他及时停止了暴力行为。

此后我相信老唐的老伴还会絮絮叨叨,但我再没听到老唐打老伴的事情。偶尔我打趣老唐:你最近有没有手痒痒呀?还会打阿姨不?他腼腆地笑着表示:我跟张医生保证过不动手打她的,我就会尽力做到,其实有时候也会被她唠叨心烦,我就和孩子玩,或者出门走走,这样心情就会好点。我赶忙表扬他寻找到自我调节的方式,这样避免了很多的冲突。他咯咯地笑起来,还兴奋地告诉我,女儿允许他单独带外孙女了,因为他近期的表现比较好,发火次数也少了,对他越来越放心了。看着他心情这么好,我有种莫名的感动。

我在做精神病防治条长的那几年里,虽然老唐的病情随着季节的变化和家里状况会有一些小波动,但是他没有再住过医院,这也是对我工作最好的回馈。老唐的经历和表现让我觉得我们精神病防治工作的意义所在,原来我们真的是能够做点什么,至少可以让他们感受到些许温暖,而不是戴着有色眼镜去对待他们。之后因为工作调动,我再也没见过老唐,我相信他现在应该一切依然很好。

随着整个社会对精神卫生工作的重视,我们精神病防治工作的整体重点由治逐渐转向防，那么社区管控访视工作就显得尤为重要。作为一线人员如何做到不是为了随访而随访，真正切实地从患者的家庭和本人立足点出发，在日常随访工作中帮助到他们，这对我们基层工作人员来说是一个巨大的挑战。这也是我们精神卫生工作人员需要思考的问题。

上海市徐汇区精神卫生中心　张　芬

2020 年 3 月

我和老唐

阿正的故事

"哥,你不要打妈妈了,不要打我了,求你不要再喝酒了,你要是不愿意工作,我可以出去工作,我还能炒得动菜、端得起锅子,只要你不出去喝酒、赌博,我可以来养家。"

"你个混蛋弟弟,天天就知道吃药、吃药,家里都被你吃穷了,天天就知道装病,你早就该出去赚钱了! 妈,快点把房产证给我,我要去做生意。"

"阿涛,你不要打阿正了,你弟弟是个精神病人,没有单位会要他的,你们是亲兄弟啊,应该团结。你当哥哥的,应该照顾弟弟,你看你都交的是什么朋友,一天到晚喝酒、赌博,家里的两套房子已经被你赌输了一套,你还要抵押我们现在住的房子,你于心何忍啊! 家里的钱都被你花光了,你现在还把弟弟吃药的钱拿去赌博,你弟弟要是犯病怎么办?"

"他没事的,那么久都没有言行异常了,而且照顾你那么好。不要听那些医生的话,他完全可以停药了,几十年了,投入那么多钱,医院那么有钱,一天到晚就想赚我们穷人的钱,我们简直是在做慈善。"

"阿涛,你弟弟是吃了药才能够那么平稳的,他一旦停药,就会有猜疑、有幻觉,你一天到晚都在外面鬼混,怎么知道你弟弟的情况呢?"

"哥,你不要赌博了,我们一起好好照顾妈,我们一起赚钱,生活会好起来的。"

"你们娘俩懂啥,我现在在外面生意做得很大,需要流动资金,你们不仅不支持,还要百般阻挠。"

"哥,你别自欺欺人了,你做的那些事大家也都明白,你都把房子赌输了,再把这一套赌输了,我们三个去哪里流浪啊?"

"以前都是运气不好,才赌输的,现在时来运转,昨天就赚了2万元,看来运气来了,我一定能够翻本。"

"阿涛,你要是赌博就拿你的2万元去赌吧,把你弟弟吃药的钱留下,他的药不能停啊。"

"我才不管那么多,我就是要拿钱翻本。"

"啪"! 只听门一关,阿涛拿着家里所有的钱消失得无影无踪。

阿正和母亲在房间内抱头痛哭,阿正不停地安慰母亲。

母亲告诉阿正该吃药了,"你哥在外面胡作非为,你可不能再有事了"。

"妈,你放心,我会照顾好你的。"

"你明天买药的钱都被你哥拿走了,今天吃完药就没药了,这可怎么办啊?"

"妈,我会去找医生,和医生好好说一说,让她帮帮忙,想想办法。"

"希望钟医生能够通融一下,帮我们渡过难关。"

"会的。"

第二天一大早,阿正给母亲做好早饭,打扫好家里卫生,9点多钟便穿好衣服前往医院配药。

今天天气格外炎热,阿正换了两趟公交车,终于到了目的地。一进医院,便看到医院门诊大厅乌泱乌泱的,人挤人,都在等着看病。

此时,钟医生正一手擦着汗,一手点击键盘写病史,对每个细节都抠到了极致,生怕落下一点没记上影响患者的病情记录。

阿正在门口安静地坐着,观察其他患者和家属的一举一动。看到有的患者在大厅内到处乱窜,有的患者在候诊椅子上低头不语,阿正想想这些年患病,感到十分庆幸。自己的病情已经稳定很久了,自从10年前出院后一直坚持服药,门诊随访,平时在家能够照顾母亲,能够买菜、洗衣、做饭。有时候哥哥在外面赌博,他还给哥哥送饭。他自己也知道没办法劝阻哥哥赌博,只好以德报怨,让哥哥不饿肚子,也能让哥哥输钱后不至于心情更差,抱怨自己没有给他送饭。就这样,日复一日,年复一年,母亲年纪也大了,自己身上的担子更重了,可是自己的哥哥却仍然像个"巨婴",不仅不承担家中的责任,还成天惹是生非,想到这,阿正不禁流出了眼泪。日子还得继续,还得把哥哥和母亲照顾好,至少自己还活着,还能够为这个家做些什么。

此时,已到正午,钟医生着急慌忙地喝了一口水,准备迎接下一个患者。阿正走了进来。

"阿正,你最近怎么样啊?"

"钟医生,您好,我很好,还是按时按剂量服药,谢谢您这么多年来的关心和照顾,我真的很感激。"说着说着,阿正哭了起来。

"阿正,你怎么了?"

"我很好,真的,谢谢钟医生关心。"

"怎么还哭了呢?"

"没什么,真的没什么?"

"是不是哥哥又惹事了?"

"钟医生,我哥他昨晚喝了酒,在家发酒疯,还要拿家里的房产证抵押再去赌博,我和母亲极力劝阻,我哥恼羞成怒,还打了我们"。

"阿正啊,我知道你家里比较困难,你要坚强啊,虽然你是个患者,可你肩上的担子一点都不轻。"

"钟医生,我哥把我吃药的钱拿去赌博了,我没钱吃药了,我害怕停药以后耳朵里的声音又出现,害怕又有人跟踪我。想到这些我就好害怕,害怕周围人会歧视我,歧视我们家。我昨晚睡不着,翻来覆去地彻夜未眠。钟医生,我该怎么办啊?"说着说着,阿正的眼泪不停地往下流。

"来,阿正,先擦擦眼泪,你的情况我知道了,哭也解决不了什么问题,我现在就打电话给居委会和街道,反映你哥哥的情况,然后你的吃药问题也让他们想想办法,看可不可以减免一些费用。"

"谢谢钟医生,您真是我们家的大恩人啊!"

"喂,您好,请问是××居委会吗?"

"是的,您好,请问您是哪位?"

"我是钟医生啊。"

"哦,你好,钟医生,有什么可以帮你的吗?"

"阿正的哥哥昨天又酒后闹事了,拿走了家里全部的钱去赌博,你看你们居委会能不能管管?"

"哎呀,钟医生,他们家都已经出名了,哥哥是酒鬼、赌徒,弟弟还有精神病,妈妈又是残疾人,我们已经三天两头到他们家解决家庭纠纷了,我们××居委会已经很认真负责做他们家的各项工作了。"

"阿正现在连吃药的钱都被他哥哥拿去赌博了,他的药要是停了,精神症状可能会复发,这么多年来的努力就要前功尽弃了,居委会能不能帮他想想办法?"

"好吧,钟医生,我向上级反映一下情况,再给您回复。"

"好的,谢谢您,小赵。"

放下电话后,看着阿正焦急、渴望的眼神,此时钟医生内心无比冷静。虽然此时正值正午,诊室的体感温度至少也有摄氏 35 度

阿正的故事

以上,但钟医生不能在阿正面前表现出焦虑。她知道,此时阿正需要她的帮助,阿正一家需要她的帮助。

"阿正,你肚子饿了吧?"

"嗯,我一会配好药就回家做饭、吃饭了。"

"今天这么热,走,咱们下馆子吃一顿,正好我门诊也结束了,边吃饭边等居委会那边的消息。"

"这个……我没有钱,不好意思花钟医生的钱。"

"没事,多一个人吃饭多一双筷子而已。"

钟医生脱下了白大褂,此时的她已汗流浃背,她用纸巾擦了擦汗,就和阿正向饭店走去。

医院附近的白玉饭店,是钟医生每次门诊后补充能量、缓解压力的"加油站"和"美容院"。每当门诊结束后,钟医生都要来吃这家的红烧大排和油焖茄子,多少年来都没有变过。

饭店老板一看到钟医生进门,就使唤店里的伙计赶紧准备食材,并将钟医生和阿正领到环境最安静、冷气最足的雅座。

"老板,今天老三样外,再多加几道菜,有客人。"

"阿正,你想吃啥? 千万不要客气。"

"我想吃排骨年糕和鱼香肉丝。"

"好嘞!"

"阿正,你不要担心,事情一定能够解决的,你耐心一点,现在国家那么重视精神疾病,我们的制度又那么完善,随着治理体系不断地改进和治理能力不断地提高,一定能够让你和你们家走出困境的。"

"我好害怕,钟医生,我害怕哥哥回到家又打我们,我害怕哥哥把房子抵押了去赌博,我和妈妈就要流浪街头了,我害怕没钱吃药,精神症状发得一塌糊涂,会造成社会不良影响。"

"别担心,一会吃好饭,我给居委会再打个电话,我们区的居委

幸而相伴　未来可「愈」

会和街道的工作人员都是很负责的。"

说话间，香喷喷、热腾腾的饭菜已经端上了餐桌。

"二位，你们慢用。"

"谢谢您，谢谢钟医生。"

"阿正，你最近耳朵里还有声音吗？"虽说今天钟医生上午门诊已经看了40多个患者，好不容易有时间吃午饭并且休息一会，但钟医生仍不忘工作，在饭桌上还在询问阿正的病情。

"最近一直都没有声音，也没觉得有人要害我，哪怕是我哥，他又打又骂我，我也觉得是他酒后闹事的行为。钟医生，谢谢您给我现在的治疗方案，可以让我这么稳定，谢谢！"

"只要你按时吃药，你的病情可以控制得很稳定，而且你现在还能够照顾母亲，说明你脑内的多巴胺水平达到了稳态，并没有因为服用抗精神病药物而使得多巴胺过度降低出现阴性症状，你只要按照原方案维持治疗，完全可以做一个正常的社会人，参加社会主义现代化建设。"

"好的，我知道了，我一定谨记医嘱，不忘初心。"

吃完饭，两人便向医院走去。刚出大门，只见餐厅老板正在店门口贴出招聘启事，正午的阳光将招聘启事照耀得格外醒目。

由于白玉饭店一直以来都不断精益求精，以人为本，做的饭菜非常符合新老顾客的口味，生意越来越红火，客人也是络绎不绝，餐厅的伙计明显不够用了。由于伙计们都在室内照顾客人，忙得不可开交，有些琐事也只好由老板干。

阿正在发病以前是上海饭店的厨师，有多年的工作经验，专攻粤菜，15年前首次出现精神症状以后，就被用人单位辞退了。此时钟医生停下了脚步，她知道也许能帮老板引荐一下阿正。

"老板，阿正以前是上海饭店的粤菜大厨，你们可以考虑一下。"

"是真的吗?"

"如假包换啊!"

"那太好了,现在年轻人都爱吃粤菜、点心,我正愁招不到人呢!但是,他是上海饭店的大厨,我这个小庙可容不下他啊!"

"我要求不高,薪水你们看着办就行,只要能够有收入让我吃药就行。"

"吃什么药?"老板好奇地问道。

"阿正是我的患者,这么多年来一直在我门诊看病、配药,精神症状控制得很稳定,而且服药积极性很高,社会功能恢复得非常好,平时家里买菜、洗衣、做饭都是他来,在家把母亲的生活也料理得有条不紊。我去过他们家,干干净净、整整齐齐的。就是社会上有歧视,阿正就业很困难,很多饭店都不敢要他,其实他的厨艺非常高,要是不发病,没准都做到厨师长了。"

"阿正,钟医生一直夸你,我和钟医生认识那么多年了,她是一个很正直的人,我很相信她说的话,我可以给你一次面试的机会,要是做出来的饭菜可口,我可以聘用你。"老板一板一眼地说着。

"老板,我没有夸他哦,我只是实事求是罢了。"

"好吧,你看你什么时候方便,可以到我后厨试两手。"

"我什么时候都可以,时间您来挑。"

"择日不如撞日,那就今天吧,最近店里也缺厨师,等忙完午餐这一波,你下午3点来我后厨。"

"谢谢您,老板。"

暂别餐厅老板后,两人并排走向医院门诊大厅。时间到了下午1时30分,钟医生拨通了居委会的电话。

"小赵啊,阿正的事情有消息了吗?"

"有了有了,站里接到消息后立刻成立了帮困解决小组,经过讨论,决定给阿正报销一切精神科药物的费用。"

"太好了！"

"至于阿正的医药费用，我们居委会会通过银行转账的方式将钱款打入医院的账户，到时候麻烦您和财务说一声。还有第二件事我们也恳请你们医院能够派出工作小组前往阿正他们家和阿涛谈谈，他一天到晚喝酒、赌博，造成的社会不良影响比阿正大得多，是否可以强制阿涛戒酒、戒赌"。

"阿涛的问题确实造成了很大的社会影响，是社会不稳定的因素，我会和我们医院防治科联系的。"

放下电话，钟医生转向阿正，告诉他居委会愿意支付阿正一切医疗费用。阿正如释重负，这一天内的两个好消息让不惑之年的阿正快乐得像个幼儿园小朋友。

阿正配完了药，调整好了心态来到了白玉饭店。毕竟15年没有在餐厅后厨炒菜了，他还是有些紧张，知道这次机会来之不易，一定要好好把握。在老板的吩咐下，阿正做了清蒸桂鱼、干炒牛河、蒸肉饼、竹筒蒸肉等多道经典粤菜，餐厅老板和厨师长纷纷夸赞阿正的厨艺。老板当场拍板，只要过几天体检合格就与阿正签署劳动合同。

阿正带着两个喜讯蹦蹦跳跳地回到了居所。在路上他买了母亲最爱吃的三黄鸡和豆腐，晚上打算和母亲一起庆祝一番。家里太久没有好消息了，太需要正能量让衰败的家庭走向复兴了。

晚上，母子二人吃完晚饭，回忆家中这些年的点点滴滴，虽然阿正罹患精神分裂症，但因为精准化的治疗、完善的康复体系、医疗行为的个体化，使得阿正成为医院优秀的休养员。他时不时被医院邀请参与有关服药依从性的讲座，并录制了一些视频，用自己的亲身经历告诉其他精神疾病患者，只要积极配合服药，恢复社会功能是有希望的。

第二天中午，钟医生和社区工作人员来到了阿正家，而阿涛此时还在呼呼大睡。

阿正走到阿涛床边，轻轻地叫醒了阿涛，阿涛醒后破口大骂，但看到门前五六个穿着制服的工作人员，立刻变成了一只安静听话的"小猫"。

钟医生告诉阿涛，阿正已经有了正式工作，而且居委会也承担了阿正全部的医疗费用，希望阿涛能够感受到社会的正能量，戒赌、戒酒。

钟医生、社区工作人员和阿涛做了一下午的思想工作，阿正也时不时劝阻哥哥不要再酗酒、赌博了。虽然戒酒、戒赌非一日之事，但阿涛此刻被钟医生和阿正的正能量所点燃，他表示，只要他能够找到一份工作，把精力投入工作中去，就能够戒酒、戒赌。

日子一天天过去了，阿涛找到了一份快递员的工作，每天跑跑快递，日子忙得不亦乐乎；而阿正也在白玉饭店干得有声有色。兄弟俩互相帮助、互相鼓励，全家充满了重生的喜悦。

上海市徐汇区精神卫生中心　唐　潮

2020 年 4 月

愿你安好

◉ 诊室重逢

周一上午的门诊总是人满为患，忙得头也抬不起来。医院走廊里充斥着哭闹、尖叫、狂笑的声音。护士进来通知来了好几辆警车送的患者，我也不禁烦躁起来。

突然，一个声音传入耳中，"胡医生，是你吗？我找了你好久。"

循着声音抬头望去，一双热切期盼的眼睛映入我的眼帘。"哦，是你呀，今天来复诊呀，现在还好吗？"她是小莉，几年前住在我的病区，后来偶尔会在门诊遇上，也不知道她现在怎样。

"胡医生，我现在病情很稳定，听医生的话，一直坚持服药的，但我觉得自己各方面的能力很弱，我想到你这里心理咨询，帮助我成长，你有时间吗？"

"好啊，那你周三上午来我的咨询门诊，我们再聊。"看到她现在恢复得那么好，站在人群中一点都分辨不出是家属还是患者，我心里不由涌起一丝欣慰。

小莉是一位给我留下深刻印象的患者，她的入院经历很特殊。

那一年她正在孕期，毫无征兆地出现了怪异的行为举止。有一次和先生在餐馆吃饭，突然冲到收银员的面前，指着别人的鼻子骂脏话，类似于"勾引自己的丈夫"之类的。她先生一时错愕，很尴尬。紧接着几天，小莉的行为变得越来越莫名其妙，情绪激动，还会隔空说话,晚上也不睡觉。家人看着不放心,带着她去医院就诊,医生诊断为"精神分裂症",因为已经怀孕6个月了,医生建议每周进行一次心理咨询,等产后再用药物治疗。

于是,小莉产后第五天,从产科医院出院后就直接来我们医院住院。当时我们还没有收治过尚在产褥期的患者,按照中国传统,那可是要好好伺候的呢,不能吹着风,不能碰凉水,否则还得落下"月子病"。我们的主任是一位有着菩萨心肠的人,挺心疼小莉的,叮嘱护士们要给予最好的照顾,尽量按照坐月子的标准。小莉的家人,特别是她的公婆也给我留下很深的印象,他们每天中午都会煲汤送给小莉,不论什么天气,雷打不动。

从家族史的询问中,我们得知小莉的母亲患有"精神分裂症",小莉父母离异。整个住院期间,小莉的娘家人都没有来探望过,包括她的父母。问起她先生家的情况,也只是摇摇头不言语。

小莉在药物治疗的作用下,很快好转,差不多两个月的时间,人就焕然一新。出院那天,小莉羞涩地低下头说:"那一段日子我是浑浑噩噩的,全然不知道自己在干什么,还好有医生帮助我。"

然而她最后一个问题把我问住了,我一时语塞不知道该怎么回答。她迫切地想在我这儿找到答案,盯着我问:"我以后会好的,是吗?"想起小莉的母亲也有"精神分裂症",这从精神科的角度是对患者预后非常糟糕的不利条件。我一下子没了底气,只微微的咕哝了一句"会好的",连忙避开她的眼睛望向别处。

混沌初开

我们开始了每周一次的会面,可能因为小莉是从事会计工作的缘故,她是一个很守时守规则的人,从不迟到,难得有一两次因公交车堵车无法准时到达,都会给我打个电话,不停地抱歉。一进咨询室,必定会解下手表放在桌上,前面半个小时是她的,后面留给我 15 分钟总结。

我打心眼里不排斥小莉,源于我们有类似的成长经历——都是由外婆抚养长大的。她母亲由于有病,无法担起母亲的责任,父亲又很早离开了她,她几乎没有体会过来自父母的爱。而我,母亲是知青,在江西插队落户,我从小就被送到上海外婆家,成长过程中,父母从来都是缺位的。

第一次咨询的时候,她向我娓娓道来:"胡医生,我出院后一直在王主任那边门诊随访,王主任说我病情很稳定,告诉我一定要坚持服药,我听医生的话。我知道,因为我妈妈有这个病,我是一个有家族遗传史的患者,在我身上复发的可能性更大。"能够听到一个出院患者对自己有着这样的评判和自律,我对她的疗效感到有信心,于是开始了我们的咨询。

从她那里我了解到,自从上次出院后,她一直病休在家,公婆、丈夫对她照顾有加,所有家务事和孩子的事都不用她管,只要管好自己两顿药就行了。这样的生活倒是波澜不惊,但小莉却有着自己的想法和追求。

"胡医生,虽然我现在衣食无忧,家里什么事都不用干,但我觉得我是一个没有价值的人,很多能力都欠缺,出门买一瓶酱油都不能下决定,一定要打电话问婆婆买哪一种。我每周去中医那里调理便秘,总有人要插队,我心里很愤懑,但是我不敢也不知道该如何表达。我很想每天都有一些时间和老公聊聊天,但我很啰嗦,没有条理抓不住重点。宝宝渐渐长大了,可对宝宝的教育我没有半点思路和办法,我想参与宝宝的成长,不能让他重复我的经历。"

听着她这些满满的诉求,我知道她需要什么。她想要独立、成长、找寻自我。于是,我们一起制订了计划。小莉很认真,近乎一丝不苟,每一次都认真完成家庭作业,带来和我一起探讨,又迫切期待下一步能做些什么。

　　时间过得很快,在第一年,小莉每周都来,不论严冬酷暑,刮风下雨,都不能阻挡她对成长强烈的渴求。

　　按照惯例,我每周三早上10点都会去咨询室等她。

　　那是8月的一个炎热的上午,我早早地开好空调。她比原定时间晚到了几分钟,气喘吁吁地走进房间,放下两只大包,一边道歉一边咕咚咕咚灌下大半瓶水。在这间隙,我细细地打量了她一番,常年不变的短发造型,好像那头发是静止的,不曾长长过一样。风里来雨里去的皮肤有些粗糙,酷暑的烈日把脸晒得通红,仿佛能感觉到她辣辣的疼痛。扁平瘦削的身材反衬出指关节有些粗大,指甲却修剪得干干净净。一身夏日的凉装面料有些磨损,款式也有些老旧,脚蹬一双鞋跟已经磨损的塑料凉鞋。当我的目光重新回到她的脸上,遇上的是一双灼灼的大眼睛。

　　我对那两只大包很感兴趣,问她里面装的什么。

　　"哦,一只包里放的是一台笔记本电脑,老公公司里的一些财务事情,由我帮他做报表。另一只包放的是图书,我在图书馆里办了一张卡,借书很合算,我和宝宝的书都是从图书馆里借的。"

　　她继续说道:"对不起,胡医生,今天迟到了。我早上先去了外婆住的护理院,帮她擦洗一下身体,接着去图书馆借书,公交车没赶上,对不起。"

　　小莉是一个博览群书的人,而且记性非常好,任何一件事,她都能引经据典,这一点我是自愧不如的。由于疾病的关系,她对心理学也很感兴趣,经常跟我提到一本《少有人走的路》,几乎我们每一次的交谈中,她都会引用里面的一些内容。

　　"小莉,看上去你很忙的样子,人都晒黑了。"我说道。

　　"是的,胡医生,我感觉我的能力渐渐强了。我以前也想过要担起责任,但是心有余而力不足。在你的帮助下,这一年里我开始有序安排自己的生活,每一天都很充实。老公希望我学有所长,发挥专业特长,所以我在帮他做公司财务报表。每天都承担一些家务劳动,宝宝上下学也是由我负责接送。每周安排两天给外婆和母亲做做清洁工作。但有时不知道是不是吃药的原因,感觉自己有些迟钝,动作太慢,所以心里有些着急。"说完,她爽朗地笑了起来。

那一刻,我突然意识到眼前这个人与一年前已经大不相同了。那时的小莉胆怯、谨慎、自卑,做事瞻前顾后。如今身上散发着活力、热情,脑袋里迸发着思想的火花,把自己的每一分每一秒都安排得满满当当,似乎要把那几年混沌的时光给补回来。我已经无数次暗示她放缓脚步,慢慢体会生活,而她总是觉得时间不够,有太多事要做。

会谈时间很快过去了,今天的小莉似乎特别着急,背起两只大包,"胡医生,今天我赶时间,接下来去给妈妈打扫房间,下午 3 点接宝宝放学。我还报了烹饪班,今晚有课,我先走了,再见。"

望着她匆匆离去的背影,我心里说不出是一种什么感觉。看到太多患者反反复复发作,家属从希望到绝望,最后只能放弃。患者逐渐呆滞,再也跟不上社会发展的节奏。"精神康复"在我心里一直是一个理论上的字眼。小莉好像是暗夜里一道闪烁的星光,让我看见了一丝希望,但真的就这样顺利吗?

被动过的日记本

咨询刚开始的一个阶段里,小莉在情绪控制上有一个特点,就是压抑再压抑,最后忍无可忍地大爆发。我在这方面给了她一些指导,她慢慢地学会了如何处理,最后在与家人的情感沟通上,完全没问题。有几次她也会跟我反馈,遇到事情她是如何运用认知情绪方法,很好地缓解家庭矛盾的。

但是，我最不愿意面对的状况还是来了。

今年元旦后的一次会谈中，小莉从包里拿出一本日记簿对我说："胡医生，我想拜托你一件事，帮我保存这本日记本好吗？"我诧异地看着她。

她继续说道："这本日记我一直放在抽屉里，我里面都做好标记的，但我发现标记被动过了。而且，最近怪事特别多，我们隔壁邻居总是在我做饭的时候在走廊里走来走去，往我们窗口探头探脑。你看我这衣服上莫名其妙地多了许多小洞，我的袜子洗干净后也会抽丝。"说着，她把身上那件已经很旧的 T 恤拉起来给我看上面几乎无法辨认的"小洞"。

我的心里咯噔一下，心想，完了，症状又反复了。

我沉思了一会儿，说："小莉，你坚信你的家人是爱你的吗？"她坚定地点了点头。我继续说到："你还记得我教过你，不好的念头，无凭无据的想法要及时停止吗？""可那不是无凭无据啊，我是有证据的呀，你看到这些洞了吗？"小莉着急地辩解道。

一股血液顺着我的颈脖往上涌，感觉自己从脸到额头一阵燥热，耳根子都发烫。怎么才能跟她说明白"妄想"这件事呢，我内心一团乱麻。

我这还在一筹莫展的时候，那边小莉似乎察觉了什么，突然就大叫了起来："可他们真的说过以后不要和我一起住，这些会不会是他们设下的圈套呢？"

小莉曾经和我提到些他们家里发生的事情，我为了辨别真实性和她先生有过一次长谈，她先生也承认有时在情急之下他和他的父母说过一些偏激的话，可能那些话深深地刺伤了小莉，她一直耿耿于怀。

我继续说道："小莉，请相信我，为了你好，你要控制好自己的情绪，用理性的方式表达。另外，晚上加一粒药。"小莉的第一次住院时间已经是 8 年前了,在我们的咨询过程中,我也对自己有一个小小的要求,我不想她再次住院。

小莉崩溃地大哭起来,"我是发病了吗? 我不会好了是吗? 呜……"她把整个身子蜷缩在墙角,头深深地埋在臂膀里。我一时间找不到任何话语去安慰她。哭了一会儿,她抬起头来对我说:"胡医生,虽然我不同意你的说法,但我相信你,我会加药的,让我哭一会儿,我现在不想回家。"我默默地点了点头。

愿你安好

我一直感谢小莉对我的信任,那一次之后,虽然她不认同我对她的评估,但她仍听从我的建议,加了一粒药。之后我们的会面被来势凶猛的新冠肺炎疫情中断了,医院里一下子因为疫情进入一个紧张的状态,咨询门诊停了好多个月。

当疫情稍有缓和,我又想起了小莉,不知道后来她怎么样了。

那天,我同时发了消息给她和她的先生,询问她情况怎样。她先生先回复我:"胡医生,因为疫情不能出门,小莉每天在家陪宝宝读书,情况还算稳定。昨晚还和我讲起,说她想通了一些以前困扰她的事,还做了反思和分析。感觉都在向好的方向发展,感谢胡医生的关心和照顾。"

稍晚的时候,小莉也给了我回复:"胡医生,刚看到消息,在陪宝儿读书,现在很好,谢谢胡医生关心。"

虽寥寥数字,但我知道她现在还算稳定,心中松了一口气。

望着窗外渐渐热闹起来的街景,脑海里闪现着这些年来和小莉相处的点点滴滴,愿你今后的生活如这盛开的樱花,安静而美丽。

上海市杨浦区精神卫生中心　　胡　健

2020 年 3 月

羽毛般的男孩

——一个催眠治疗的真实案例

　　小楠,刚满 17 岁,身高 1.75 米,但体重只有 35 千克,就像一撮羽毛一般。那一年的 3 月,窗外樱花盛开,下着绵绵细雨,我打开窗户欣赏雨中的樱花,却听到有人敲开了我诊室的门。他第一次站在我面前,白净斯文,眼神忧郁,目光无神,没有对世界的好奇,缺少青少年的朝气,也没有男孩子的阳刚血气,穿着厚厚的羽绒服依然可以感觉到他的瘦弱。我赶紧关上窗户,生怕呼呼的冷风将他吹着。这是他和我初识的场景……此刻,他的身边站着一位与他容貌相似的男子,同样白净斯文、彬彬有礼,我心中了然——这是一对父子。我请他们坐下,小楠用两只手撑着椅子的把手,慢慢地借力,缓缓地将身子放在椅子上。我背对着他深吐了一口气,开始倾听他的故事。

　　他语气低沉,声音无力,只说"我就是吃不下东西"。我耐心等待着他继续讲述,他却不再言语。他的父亲开始娓娓道来。就在 4 个月前他还是个 60 多千克的健康男孩,不知哪天,他突然感觉吞咽困难,每次吃饭的时候,仿佛在进行一场痛苦的战争,食物充满诱惑,但他却无法吞咽。不能咽便不敢吃,渐渐地失去了对食物的欲望,饭量也越来越小,甚至只能吃一些粥和清淡细软的小菜;

过了一段时间,小楠几乎不吃饭了,每天只喝些汤水,体重骤降。

　　一开始家人都认为是小楠的食管、胃或者其他器官出了问题,怀疑患有肿瘤。可想而知,小楠一家人心急如焚,会动用各种关系看病求医。一家人辗转奔波了数家三甲医院,求助了十几位业内专家。本以为这样能够快速发现小楠的病因,并且在第一时间予以高效的治疗。但令这一家人都万万没有料到的是,一番周折下来,并没有查出小楠的身体器官有任何问题,更没有发现肿瘤。查不出身体有问题,本应当是一件好事,但对于小楠一家人来说,这却更是火上浇油。因为小楠依然无法像同龄人那样大口大口地吃饭,营养摄取无法满足青春期身体发育的需求。眼看着小楠的同龄人一天天成长,而小楠却在一天天瘦弱,全家人看在眼里,急在心里。此时,正在读高三的小楠即将面临影响着人生前途的高考,而当下的学习成绩已经一落千丈,远不及症状开始之前的表现。如果不能及时帮助小楠康复,那么之前数年的寒窗苦读,都将功亏一篑。

　　眼看距离小楠开始减少食量已经过去 4 个多月了,体重骤降了 25 千克,日常的生活、学业都饱受影响。小楠的父母、外公、外婆着急得像热锅上的蚂蚁一般,团团转,却没有其他的解决办法。一天,小楠的父亲又咨询了一位内科专家,那位专家的一句话顿时给小楠一家人引向了一条未曾想过的道路:既然身体器官没有问题,不如带孩子去看看心理科。

　　于是,才有了我第一次见到小楠的那个场景。

　　一个孩子突然食欲骤降,无法进食,而身体器官又没有任何病症,常人第一反应:会不会是孩子的学习压力太大了;会不会是在家里缺少家人的关爱;甚至觉得是不是中了"邪"? 但对小楠来说,并不是这些原因。小楠的家人从小重视对他的教育,小楠的学习情况也一直不错。由上海市重点初中考到市重点高中,一路学习成绩优异，是个乖巧懂事的孩子，高中的学习成绩也很稳定，一直让家人引以为傲。看来，小楠的成长顺利又美满。

小楠的父母都是本市大公司的高级白领，高薪，工作稳定，满足小楠成长过程中合理的物质需要并没有任何问题，他们也一直尽可能为孩子提供最好的物质条件。小楠出生后，为了给他更好的照顾，外公、外婆也搬来和他们同住，对小楠的关心无微不至，事事都替他做好选择、做好铺垫。他从小生活在高薪家庭，有长辈爱护陪伴，并不缺少物质条件或家人的关爱。

那么，小楠到底是哪里出了问题呢？有一次交谈中小楠提到，他在近几个月中，总感到莫名的焦虑，就像一团从天而降的乌云，直接笼罩在自己身体周围，拘束着身体的活动，限制着思想的活力。而这种焦虑来源于何处？又指向何处？换言之，小楠缘何焦虑？为什么感到焦虑？小楠自己也一头雾水。在这团乌云无时无刻的笼罩下生活了 4 个月的小楠，无疑是痛苦难安的。他眼中的世界，仿佛失去了原先的色彩，一切都是灰色的，一切都是无味的。他与他周遭的环境，被乌云隔离开来，他如同被置身事外的躯壳，感觉不到自己的存在，找不到自我的价值，迷失了存在的意义。

为了尽快帮助小楠恢复正常生活，我一开始想给他进行药物治疗，但他的父亲要求试试心理治疗，尽量不给孩子服药。于是我选择了为他做催眠治疗。好在小楠是个聪慧的孩子，他的各种能力都很不错，第一次接受催眠治疗就能比较顺利地进入催眠状态。跟随我开始"深呼吸、吸气、呼气、放松，走下那道楼梯……"通过催眠，我带领他开始探索他内心的世界，这可以帮助我进一步地了解小楠，也让他自己重新看到自己，尤其是他潜意识中深深埋藏着的那些秘密。第一次催眠治疗的效果超出我的预料，当天晚上我接到他父亲打来的致谢电话，告诉我，回家后小楠破天荒地吃了满满一碗米饭和一些菜，他已经很久没有这样吃过饭了，全家人激动的心情无法言语,他们决定无论如何要让小楠在我这里坚持治疗。

这是小楠一家人 4 个月来从未见到过,也最希望见到的画面。

在连续 7 次的催眠治疗后,小楠的饭量和频率都恢复了正常,身体的发育与精神状态也快速回到了同龄人的正常水平。痊愈后的他又恢复了以往优秀的学习状态。

父亲的时光宫殿

虽然小楠饭量渐渐恢复,但病因并没有找到,我想对他做更深层次的治疗,帮助他彻底摆脱这段痛苦的经历。于是我向小楠的父亲表达了我的看法,邀请父母一起挖掘症结,但这需要勇气及魄力。出乎我意料的是,小楠的父亲并没有犹豫,立即答应了,他说自己也很想体验一下催眠治疗。于是我在催眠治疗下开启了这位父亲的时光宫殿,以探索他的过往。

正如我一开始了解到的那样,小楠的父亲是一位大都市高薪白领。在一家大公司担任高层领导的他,能力出众,收入丰厚。按照我们普通大众的标准,他是位成功人士。但出乎意料的是,这个有着令人羡慕、赞叹的社会地位和经济实力的行业领袖,在其内在,却是一个不自信,甚至自卑、怯懦的人,他告诉我有时候甚至躲在办公室里哭……

原来,小楠的爷爷、奶奶在小楠父亲 5 岁时,就被打为"右派"发配至边疆工作。小楠的父亲则被常年安排在不同的亲友家,由他人代为照看。所以,小楠父亲是在寄人篱下的环境中成长起来的。雪上加霜的是,由于每户亲友的抚养能力有限而抚养方式又各有不同,小楠父亲并不能长期固定生活在同一户人家,每天都在害怕一觉醒来又要被送去新的家……他的童年,不仅缺乏父爱和母爱,还总是处于不断变化的颠沛流离的陌生环境中,他总是在紧张、焦虑与恐惧中艰难度日。父亲说起往事就红了眼眶。

这段与众不同的成长经历，给小楠的父亲烙下了根深蒂固的心理阴影，这也是造成他成年之后，直至今日，内心仍自卑、怯懦、不自信的原因。不难想象，一个年幼的孩子，远离自己的亲生父母，在一个个陌生的环境中不断辗转，不断重新适应，必定会对未来感到恐惧、对生存感到焦虑。在这个过程中，他逐渐在不断的迁移中闭塞自己，埋藏内心的感受，掩盖自己的想法。久而久之，给自己的性格与内心世界的塑造与养成留下了遗憾。以至于，即便如今的他和家人已经过上了衣食无忧、工作稳定的生活，但他还会因为家庭的居所被剥夺一类的噩梦而惊醒。

成年后，缺失父爱和母爱的他，也并不懂得自己的孩子需要怎样的爱。在小楠父亲心中，给小楠提供最好的物质条件，就是表达父爱的方式。因为他自己年幼的时候没有一个稳固的家，他认为让孩子有一个安稳、长久的住所，就是给予小楠足够的爱了。实际上，仅仅给孩子提供物质条件，是远远不能构成父爱的全部的。一个稳固的家，并不等同于一个安稳的房子。家的概念，包含着爱，以及太多其他的概念，这是一个房子远远不能够达到的。在小楠的身上，他们不仅提供一切所需，甚至在潜意识深处忘记了尊重孩子选择的权利与自由。他们只认为，"提供了"就是"爱了"，但忽视了培育与尊重孩子个体的想法与意识。

一次，我问小楠喜欢吃什么，他说他不知道自己喜欢吃什么，一直都是家里人给自己烧什么饭，就吃什么，从来没有自己选择过一日三餐的搭配。同样，小楠也不知道将来考大学要选哪个专业，不知道自己喜欢什么。这些都反映了小楠在日常生活中遭遇的许多问题。可想而知，在小楠很多可以表达自己的喜好、意愿、情绪、想法的场合，他的父母、外公、外婆，早已习以为常地替他做了决策。久而久之，小楠自己都不知道自己已经丧失了很多自主选择与表达的能力。

大致了解了代际关系以及成长背景以后,我首先做的就是和小楠一起探讨自主选择和表达的能力,并希望他能趁着这次机会,好好地与父母谈谈自己的成长需求。

蜕变的男孩

对于十七八岁的孩子,我们永远不能小瞧他们的担当、智慧、勇气及决心。小楠很快找到与父亲促膝长谈的时机。在一次晚饭后他父亲非常开心地说,"小楠终于可以吃饱饭了,为了庆祝你的健康,爸爸要送你一个礼物"。小楠立马说:"我能选择礼物吗?"他父亲自然有求必应,小楠顺势提出来:"我想要您今晚的时间,我希望和您谈谈心。"听到小楠的诉求,我想没有父亲能拒绝儿子这样的要求。果然,那天晚上父子两人开诚布公地聊了很多,过去、现在和未来。也就是在那次之后,我看到了一个快速成长的男孩。

但是独立的过程并不是一帆风顺的,对长辈权威的挑战,对"被安排"说"不",这都需要抵抗惯性、跳出"舒适圈"。我教给小楠一些与人沟通的技巧,补充一些大人的视角,而具体的实施和决定都由小楠来做。其间冲突最大的一件事情就是小楠未来上大学专业选择的问题。全家都非常希望小楠能留在本市,因为本市就有很好的大学,而且家里能照顾到,尤其是在发生了进食问题以后,家人更不希望小楠考到其他地方。其实不只是大学,家人希望小楠选择热门的金融专业,将来凭借小楠父亲的人脉资源,可以为小楠谋到一份好的职业。这或许是家人对小楠表达爱的方式,帮助他选择大学、专业,铺设好一条人生路线,但这并不是小楠内心所最需要的。

在自我成长的道路上,小楠最需要的是被认可、被尊重。在了解到家人对他的安排以后,小楠一度非常气馁,认为自己的付出没有被父母看到,自己永远都会像长不大的孩子,永远需要被父母

羽毛般的男孩——一个催眠治疗的真实案例

"喂养"。这种感受与自我的冲突让小楠十分痛苦,也增加了来我诊室的频率。但是一个恢复健康并快速成长的男孩爆发出的能量是压不垮的,就像发芽的种子。小楠首先是努力学习,迅速恢复了在班级的名次,而且还有所提高,在接下来的两次月考中,每次都比前一次进步。拿着这样的结果,小楠欣喜地找父亲谈,但父亲未改变初衷。对于这样的结果,一直渴望远走他乡、自由飞翔的小楠是不能接受的,也失去了学习的动力:既然一切都可以由家人设计,又何必努力呢? 面对沮丧的小楠,我和他一起探讨了成长,分析了当下情景以及可以利用的资源。小楠最终决定再找老师聊聊自己的想法。当我们用资源取向去看待问题时,反而能解决问题,小楠也是如此。老师答应帮他一起和他父亲谈谈,并且告诉他,他所喜欢的专业恰恰是本市大学的王牌专业,所以他只需要说服他父亲选专业的问题就可以了,而不必去外地,难度降低了一大半。最终他坚持了自己的想法并说服了他父亲,在高考前 2 个月,我们结束了治疗。

在道别的时候,小楠的父亲开玩笑地跟我说"你交给了我一个叛逆的孩子"。我承认,但是我说:"我看到的是一个有担当、有主见的大男孩。"高考结束后,我接到了他父亲的电话,小楠考上了本市大学他心仪的那个专业。

有力量的男人

小楠,18 岁上大学了。去年圣诞节,他带着小礼物意外地出现在我诊室门口。我倍感惊喜,与他握手,并邀请他进诊室,而他也落落大方。记得那天的他,目光中闪耀着青年人的阳刚朝气,语调积极向上、乐观温暖。

他主动与我分享了许多大学里遇到的新鲜事,包括他参加了很多社团活动、志愿者活动、获得奖学金,等等,而其中一件事情让我再次更新了对他的认识。

刚上大学后不久,他同寝室的一位同学被查出患有某种严重疾病,亟需手术。但同学家境不好无力支付,学校知道情况后主动免除了学费,并组织教师捐款,但还是不够手术费用。这时小楠主动站了出来,借助其学生会职务之能力组织学生开展捐款活动,并通过父亲的关系争取到银行低息贷款。同学手术顺利,在家康复一段时间后已经返校,现在已经和小楠成为非常要好的朋友。小楠只是比较随意地讲述了这件事情,并没有向我抱怨其中的困难或委屈,反而非常不好意思地坦诚是动用了父亲的关系,觉得还是离不开家庭,自己没有长大。然而,我是非常欣慰的,家庭的支持何尝不是一种资源呢,更何况是用来帮助他人。

一个曾经需要别人搀扶才能站起来的患者,今天已经变成了一个有能力帮助他人,也愿意帮助他人的青年榜样。我想,我需要和大家一起重新认识他:

小楠,18 岁,身高 1.75 米,体重 62 千克,笑容温暖纯真,身体结实,肩膀宽阔,有力量,有担当。

上海市杨浦区精神卫生中心　郑琰婷

2020 年 3 月

久违的梦想

　　我是一名精神科护士，目前在康复科工作。我要说的休养员王胜目前已经出院。但在上周，他来过我们科室，当然不是来找我的，而是来找我们护士长的。那天他出现在办公室门口，我觉得非常奇怪，他怎么又来医院了？自从他不在我们康复科做志愿者后很久没来过了。上一次来还是找我要债的，我欠了他志愿者的交通补贴。在此要解释下，不是我故意不给，是这个补贴的发放需要本人签收，但当时王胜已经辞职不做了。就在我犹豫要不要联系他的时候，他来了。那今天来是有什么事呢？我们这里流传着一个传说：出院的患者再回来看他的病友，那就离他自己住院不远了。正当我在思索的时候，转头望了望窗外的春光，顿悟"哦——春天到了，油菜花开了"。

　　之前我并不认识王胜，因为我并没有去他所在的病房工作过，后来到了康复科，倒是经常看到他，对他有了些初步的印象。高高的个子，粗粗的眉毛，憨憨的笑容，笑起来非常有亲和力，很容易博得别人的好感。从他的言行举止、谈吐中完全看不出精神疾病的影子，语言流畅，思维清晰，和正常人没什么两样，入院前还读过大学。可惜了，这么一个大好青年。人老实，还非常礼貌，每次看到我都会主动打招呼，"老师好，老师好"，叫得我怪不好意思的。实际我比他大不了几岁。

　　王胜这人心地挺善，总是愿意主动帮助其他休养员。我夸他心肠好,他跟我说,这些人看着可怜,能帮则帮。听到他这么回我,我脑袋里不自觉地浮现出我刚进精神病院工作时碰到的一件事。那是我来医院后待的第一个科室,有个休养员有暴力倾向,时不时地要发狂,也就时不时地需要保护、约束。那次刚约束完,旁边另一个休养员嘟嘟囔囔地说了句:"可怜啊!生了这个病!"我转头看向他,心想:"大叔,你好像得的也是这个病!"这是我对精神病患者留下的第一印象,至今难忘。那时在我的认知里,精神病医院只有一种患者——精神病患者。又到一年春节联欢会,今年搞什么节目?让谁做主持人?会场如何布置?科室小伙伴们聚在一起商议着。

监制王说:"今年来点'嗨'的吧!让大家跳起来!"

导演张说:"可以啊!来个野狼 Disco,你做野狼,必定秒杀全场!哈哈哈!"

"同意!"

"同意!"

"同意!"

"同意!"

"……你们就是这么草菅人命的嘛?!"监制王在旁边喊道。

"过!下一个议题。"

"需要招募主持人吗?"

"需要!"

"几个?"

"两个,一男一女。"

"七病区的范文怎么样?形象比较好。"音响师提议。

老法师摇了摇头:"听说他年前要出院。"

化妆总监说:"王胜呢?病情稳定,口齿清晰,形象、气质佳!"

"这个可以,埋没人才这种事我们是干不出来的。"

"那女主持人呢？大家头脑风暴一下，看看谁比较适合。"

"十区的马娟，怎样？病情稳定，口齿清晰，形象、气质佳！"

"你们太没文化了，形容人只有一种说法嘛！"

"大家能晓得我的意思就行，别太计较！嘿嘿！"

"那就这么愉快地决定了，今天议程结束，散会！"

第二天，治疗一结束，我们就把王胜找了过来，询问他的想法。

"王胜啊，今年春节联欢会，我们想邀请你来做主持人，你有没有兴趣呢？"

"让我做主持人？我有点心慌呢。"

"我们观察过了，挑大梁这种事必须你来干。你看！论形象，你最帅气；论病情，你最稳定；论气质，你最优秀。主持人这活，舍你其谁？！"

"既然各位老师这么看得起我，我一定好好完成任务。"

"很好！那我们就这么说定了哈！"

"嗯！"王胜点点头。

主持稿确定下来后，我们将稿子分发给了男女主持人。正所谓，男女搭配，干活不累，经过两三次的预演，他俩就在春节联欢会上完美地演绎了主持人这个角色。这里要解释一下：康复科的治疗是男女分开的，上午男患者，下午女患者，只有在排练的时候才会把所有患者聚集在一起，所以男女主持人很少能见面。即便如此，他们还是在联欢会上无差错地完成了整场主持，是我目前见过的最合拍的一对休养员主持人。

正在我们计划邀请王胜成为我们联欢会的固定主持人时，王胜告诉我们他要出院了。精神科治疗的宗旨就是希望每个人通过一个阶段的治疗后能重新回归家庭，回归社会。经过医生与街道有关人员的多次沟通交流，王胜终于实现了他的梦想——"世界那么大，我想去看看"。他一直以为自己会老死在咱们医院，因为他没有亲人,监护人这一栏写着"街道",在我们看来,他也是属于永远出不去的那一类患者,谁知天上掉馅饼!看来,上帝还是眷顾好人的。

自从王胜知道自己能出院后,他来康复科做治疗时逢工作人员就问,出去后需要注意些什么,手机怎么用,地铁怎么坐,等等。"在医院住了这么久,我要被社会淘汰了"。他总担心跟不上社会的节拍,担心病情波动,担心会再入院。连几个打扫卫生的阿姨都被他问个遍,出院问题把这憨厚的娃整焦虑了。于是我们康复科的治疗师们开始给他补课,告诉他如何乘地铁,如何使用手机,等等。给他做好出院前的心理建设,让他带着信心回归社会。我们主任还提出让他出院后回来做志愿者,找找感觉,习惯下节奏,为以后找工作打基础。

出院那天,王胜特地跑来康复科跟我们道别,感谢我们对他的帮助。我们每个治疗师也对他展开了轮番鼓励,轮到我时,我对他说:"出院后好好吃药,不要再让我看见你了!"

"这有点难。"他回道,"过几天我还要回来的。"

"回来做甚?爱院如爱家?"

"没错!来做志愿者!你忘记了?"

"……"我还真把这茬给忘记了!

4月1日,王胜在康复科打卡的日子开始了。周一到周五每天上午8点开始工作,王胜穿着红色的志愿者小马夹,巡走在大厅里,协助我们管理患者,确保他们在做康复治疗时不会发生意外。

王胜刚出院没多久,和病房的很多患者还是很熟悉的,治疗休息时间他们总要唠唠嗑,毕竟现任住院患者和前任住院患者还是有些共同话题的。

第一周周一的早晨。

"你们今天中午吃什么?"

久违的梦想

"虾仁豆腐,每周一都是这个菜。"

第二周周一的早晨。

"你们今天中午吃什么?"

"今天吃油炸臭豆腐。"

"今天不是周一?"

第二周周二的早晨。

"你们今天中午吃什么?"

"……虾仁豆腐。"

"今天是周一?"

　　王胜打卡第三周的周二,治疗结束休息时间。看着王胜打了今天的第九次哈欠,我实在忍不住,好奇地问他:"王胜啊,你这是药吃多了吗? 怎么老是打哈欠?""没有,没有,我是睡晚了,没睡够。"王胜不好意思地回道。"下午 4 点就下班了,你在家干嘛呢?能倒腾到半夜还不睡!""我现在晚上还去我朋友那里做兼职。""兼职? 具体点。""烘焙咖啡豆。""这么高大上的事你都会呢?! 真是人不可貌相,海水不可斗量啊!""老师别笑话我了!"王胜憨憨地笑着。"不不不,是真心夸奖你。你在这方面的才识已经到了需要我仰望的高度了。正好,我最近在研究咖啡豆,王老师能给我普及一下吗?""没问题!"随即,"王胜咖啡培训班"开班了。王老师滔滔不绝、两眼发光、不带停顿地讲述了 30 分钟,要不是饭点到了,他还能继续讲。至于我嘛,脑袋里塞满了各种咖啡豆,巴西、蓝山、哥伦比亚、赞比亚……

　　又到周五,明天就是欢乐的周末了,我踏着轻快的步伐走向办公室。看到王胜已经来了,向他招招手,道个早安,"王胜早!""赵护士早……赵护士最近是不是又胖了?"我立马用幽怨的眼神凝望着他,说道:"还能不能让我过个愉快的周末了?""能! 能! 但是还是要注意控制,特别不能吃甜食。""请让我做个欢乐的胖子!""我觉得做个健康的瘦子比较好!"道不同不相为谋,撤!

"什么? 他们什么时候对上眼的? 我怎么不知道? 你别忽悠我!"这消息来得太快就像龙卷风,让我来不及反应,只能对着老法师发出无数个问号。老法师慢悠悠地说道:"就是做主持人的时候。""就这么点时间就产生感情了?! 你们什么时候知道的? 怎么没人跟我说。""这种事怎么能说,这种事要用眼睛看。"老法师瞥了我一眼,走了,留下我一人琢磨。好吧……我承认,我两眼一抹黑。再一想,也正常,一个郎未娶,一个君未嫁,一个高大威猛,一个美丽纤细,精神病患者也有谈恋爱的权利,这个不能给剥夺了。只是,这个荷尔蒙来得也太快了!

王胜的离开在意料之中,他从来不掩饰自己的梦想,我们也为他能实现梦想而高兴。初夏的第一天,王胜跟我们说,他找到了一份工作,在一个事务所当助理。当时的我们比他都激动,都兴奋,王胜终于有人要了……呃,说错了,有公司要他了! 他有工作了! 我们科主任为了让他充满信心地出去闯,表示康复科永远是他的后盾,工作不顺心了尽管回来,把康复科当做调整的地方,调整好了随时再出发,有其他问题也欢迎随时来咨询。

王胜再次踏入康复科是在他辞去志愿者这个工作后的第十一天,就是文章开头提到的来"讨债"的那天。还记得那天晴空万里,温度适宜,我结束治疗正准备回办公室,看到他高大的身躯站在走廊上对我憨憨地笑。

"王胜,今天怎么来医院了?"

"我来找主任的。最近老感觉下午犯困,很想睡觉,一想睡觉就影响工作,所以找主任咨询下,问问需不需要调整一下药物。这不,刚从她那里过来,然后来看看你们。"

"事务所的工作干得如何?"

"挺好的! 就是打打文件,陪当事人去做做鉴定,等等。不是很难。现在也适应了。"

"哟,不错嘛! 才几天就把活干清楚了。以前就觉得你骨骼清奇,天赋异禀,果然没看错人! 继续加油哦!"

"会的! 我会认真工作,多赚点钱的。"

"那你现在一个人住,三餐怎么解决的?"

"早饭外面买,中午在事务所里吃,晚上就随便烧点,一个人将就一下。"

"乖乖,你回去后连烧饭都学会啦!"

"一个人住只能自己学着做,而且一人食可以随心做。"

"能干! 能干! 不愧是我们康复科评选出来的最佳休养员,什么问题都难不倒你。恭喜你王胜,终于实现了自己的梦想。"

"谢谢! 虽然之前住院了,但是我一直觉得人要有梦想,有了梦想的人生才是完整的人生。对了,赵老师,我今天来还有件事要找你?"

"说!"

"那个……志愿者交通补贴什么时候可以结算给我?"

"……现在。"

精神病院中许多患者有很多梦想,这只是其中一个完成梦想的人,我希望有更多的人能出院去实现他的梦想,无论疾病,无论年龄。

上海市杨浦区精神卫生中心　赵琪婷

2020 年 3 月

谁无暴风劲雨时，拨开云雾见月明

和往日一样，我坐在咨询室中，等待着来访者。外面的雨淅淅沥沥地打在树叶上，阴沉的云遮住了秋天该有的清爽。

按照预约，今天来的会是一对夫妇，那遮蔽他们幸福的又是怎样的阴霾呢？我不知道，我只是等待着他们，等待他们和我诉说他们的故事。

先进来的是位先生，30 岁不到，个子不高，没有戴眼镜，头发理得很短，穿着比较正式，帮太太拎着包，看上去很细心和体贴的样子。跟在后面的太太，留着长发，穿着休闲，体型较瘦，神色平静，好像也没有异常之处。

这或许和一些人想象中的来访家庭不一样。其实，情绪失控的激烈场面更可能发生在居委会或婚姻调解现场。来做家庭或夫妻治疗的，大部分还是希望通过治疗来解决他们的问题，至少在刚进咨询室时就出现大吵大闹情形的不多见。

简单寒暄过之后，先生开始说起了自己的问题。先生是做财会类工作的，最近因为焦虑症状比较严重，就一直没去上班。先生表示自己焦虑症状由来已久，虽然一直在服药，但是症状时轻时重，颇为痛苦。他还提到他的父亲情绪状态也不大好，被诊断为抑郁症。说到这里，先生的肩膀越来越下垂，缩在椅子里，感觉像一棵被雨打过的芭蕉。

看来先生一直为一些事情苦恼着呢，所以才会焦虑的吧。不过既然太太也来了，这个焦虑想必和太太也有些关系。

果然，先生开始说起了太太。

"如你所见，我太太长得漂亮，积极上进，脾气也好。当时我们认识的时候，她就知道我有焦虑症，工作也不如意。她倒不是很介意，即使她家人反对，最终我们还是结了婚。我俩都是从外地来到这个城市的，建立家庭也挺不容易的。"

从表面看，情况还不错呢。

"但是，我觉得她不理解我。她觉得焦虑症不是什么问题，只要吃吃药就好了。当我去年病得比较重的时候，她居然还跑到外面去学习和培训了。我和我父亲在家相依为命，但是她却不管我们。我真的好痛苦，她太狠心了。"先生似乎从鼹鼠变成了刺猬，虽然身体还是缩着的，但身上冒出好多"刺"，这些刺，朝向着自己的太太。

我随着这些刺的指向，看向太太。原先平静的面庞，不知何时挂上了泪珠。

"你觉得你太太为什么会哭呢?"

先生愣了下，他肯定没想过我会这么问，或许他认为我会去安慰他，一起谴责这个不负责的太太吧。

"她大概是很忏悔和自责吧。"听到先生这么说，太太哭得更伤心了，几张面巾纸都不够用。

"刚才听到先生这么说，你好像有了很多情绪，相信你也有你的视角和感受，能说说你的想法吗?"刚进门时体面地裹在这个家庭外面的外套，我准备稍微把它敞开一下。

隔了蛮久，太太才平稳了呼吸，说道:"我不是忏悔，也不是自责。"我看了一眼先生，他的脸上写着不高兴。

太太说:"他的确有焦虑症,但是我和他这几年相处下来,觉得他更多是消极和逃避。通过焦虑症逃避人际关系和其他问题。就拿工作问题来说,他多次辞职,不是因为焦虑,而是和别人关系处理不好。他对自己身体也是担心这个担心那个的,如果我鼓励他振作,让他少担心点,还会被他说我不关心他。"

"所以,你有点委屈吧?"

太太点了点头。太太进一步表示这几年其实自己很累,工作压力大是一方面,平时上班的时候要应对烦琐的事务,面对难缠的客户,因为是偏技术类的工作,在业余时间需要不断学习培训,而回到家,还要面对心理脆弱的先生。先生向自己嘘寒问暖、体贴关怀的同时,又会显示其焦虑症状和其他身体状况是多么严重,有时还会莫名的发一些脾气,弄得太太疲惫不堪。更让太太不舒服的是,其实在婚前,娘家这边就不是很看好自己的先生,还对他们的婚姻提出过反对意见,太太对此总是有点不服气,心中希望先生能争口气。但命运就是这么爱作弄人,先生每过一段时间就会换工作,还会找各种原因待业在家,这让太太有点没面子,无论太太想要激励还是抱怨先生,先生都会用焦虑症这个理由来做借口。家庭收入不稳定也使得太太不想要孩子,这在某种程度上又加剧了两人之间的矛盾。

太太断断续续将这些状况一一说出。

"他知道你这些年的辛苦吗?"

太太微微摇了摇头:"他本来就有点悲观,什么都往坏处想,如果再和他说我的这些想法,对他没什么帮助,而且在我看来这些问题也没有什么,努力克服就行了。"

咨询并没有达成任何共识,先生的焦虑症状估计短时间之内也不会有任何改善。但是据他们说,他们很久没有在一起说这么多话了。如果没有发自内心的交流,那帮太太拿包也只是一种礼仪,甚至是在外人面前的一种礼仪,这种礼仪是冷冷的,就像一层坚冰。

◉── 并非恶意

第二次咨询接着上次的话题。

好像两位都更自然了些。毕竟上次治疗时说了很多感受,愿意表达是积极沟通的前提,咨询师的任务不是要调解或找平衡,而是让他们看到问题的成因,看到矛盾后面的善意。

这次我先从太太这边问起。

"当你看见你老公很焦虑的时候,你都会做些什么?"

"他焦虑的都不是一些很大的事,我觉得都能解决。我很想帮他,于是我就会劝他,就拿肺部拍片有个小黑点来说,当他很担心的时候,如果我和他一起疑神疑鬼,那他就更加悲观了。所以我就会对他说没事的。希望能鼓励到他。"

"所以总结下来就是你看到他焦虑,你希望通过鼓励他,让他能从困难中走出来。"

"对。"

接下去问先生。

"当你看到她对你说没事的时候,你的感受是什么呢?"

"我的感受就是觉得她不关心我。"

"为什么你太太说没事,你就会觉得她不关心你呢?"

"因为很多事,她不了解难在什么地方,就说它们都是小问题。她只是凭她的感觉认为这些都是小事,然而我会感到很孤独、很焦虑。"

"我记得你太太说过,你会努力去配合她,做事会很体贴。听上去你一方面感到孤独不被理解,一方面却仍然对她那么好。"

"其实我是不高兴的。我对她这么好，这么理解她，是希望她也能够考虑和照顾我的感受，但她一般不会那么做，我就会变得更加孤独和难过。"

"孤独，所以比起鼓励，你其实更希望得到她的陪伴是吗？"

"嗯。"先生有点不好意思地说。

所以，在这个有着矛盾、争吵、症状的家庭背后，其实是两个有着朴实愿望的人。一个希望对方能振作一些，不要被困难和问题吓倒。而另一个则是有着多年的焦虑症状，希望得到爱人更多的陪伴。

我接着引导这对夫妻看到背后的情绪和这个循环模式。

先对先生说："太太以鼓励代替倾听。你以前觉得这是她不关心你的表现，所以你会对她更好，期望让她内疚，还会发脾气。现在你知道了她并不是不关心你，而是担心认同你会加重你的症状，你会有什么不同的表现呢？"

先生想了想说，"如果我知道了她不是不关心我，我可能就不会暗自生气，可能也不会显得那么焦虑和不安。"

我对太太说："先生情绪看上去脆弱和不稳定，你以前会觉得这是他很悲观，所以你会用正能量鼓励他。现在你知道了他不是真的对很多事情失去信心，而是希望你能多陪伴他。你会怎么做呢？"

太太说："那就简单了，我会找时间多陪陪他。虽然工作很忙，但相信时间还是有的。"

这次咨询完，感觉两人比上次更亲近了些。离开咨询室的时候，太太还主动和先生说着一些话。

我们不一样

通过前面两次咨询，我和来访家庭一起看到了一个事实：就是站在不同的角度，会看到不同的"真实"。我们不理解对方，只是因为我们没有站在对方的位置。我们老是抱怨对方的不当举止让自己别无选择，却很少看到对方的举止恰恰也来自自己的所作所为。

接着前面的内容，我们又开始了后面的两次咨询，和家庭一起看看彼此不同的思考角度是在怎样的土壤中孕育出来的。

太太的家庭背景

太太老家是西北地区的，曾祖父是农民，家中特别贫困。到了祖父这辈比较勤劳，从农村到了县城，就相对好些。父亲是几个兄弟里面最有出息的，做生意开了连锁店。父亲从小对子女就有较高的要求，有时近乎苛刻。在父亲的推动下，太太来到了这座沿海城市，她的一个弟弟和一个妹妹也都不在老家，在大城市发展。太太的母亲没有工作，在家里也没什么存在感。

整个家庭相信，只有不断拼搏和奋斗才能让生活变得更好，这比家庭之间的情感联系更为重要。家庭还相信，需要一个强有力的人对家庭事务进行决策，家庭成员地位用不着平等。

看起来这就是一部家庭奋斗史。难怪太太这么积极上进，觉得万事应该积极应对，只要有信心，事情都会变好。

不过这不是故事的全部。很多时候，家庭故事并不是由单一的一条主线构成的。家中有一个这么严厉的父亲，其实家人关系不是很融洽。包括太太在内的几个儿女和父亲的关系都有点疏远，大家会用各种方式反抗父亲，似乎在对父亲说，不按照你的生活教条，我们也能过好。比如太太力排众议，和有焦虑症的先生结婚，似乎就是在和家庭的固有信念进行着斗争。这种矛盾和纠结的想法在太太的潜意识中不断产生冲突，延展到了婚姻生活当中。

先生老家是沿海某小城市的。祖父母辈是做裁缝的,生活一向比较稳定,父亲和母亲都是工人,在当时那个年代也算是四平八稳的。父亲这边的兄弟、姐妹也都生活在同一座城镇,曾经一度是个大家庭,亲戚间走动比较多,彼此的生活条件相差不大。

显然这是个更为注重关系和谐的家庭,至少先生的父亲这边是这样的。但先生的母亲或许是逐渐厌烦了太紧密的家庭互动,变得频繁外出参与社交活动。父亲生气、不满,但是或许是家族中缺少争吵的基因,父亲会用抑郁的情绪和各种疼痛的症状来表达,希望得到母亲更多的关注,让母亲待在家里的时间更多一些。当然这些情形是无意识的。这在开始起到了一定效果,母亲外出少了,但是父亲并不满意,频繁出现各种心理和躯体的毛病。母亲逐渐对父亲产生了厌烦。这些情况,先生都看在眼中,而且父亲有时会向先生抱怨母亲的种种不是。时间长了,先生习得了父亲的做法,当母亲在外面交际的时候,先生也会表现出焦虑症状。比起丈夫,母亲果然更担心孩子的情况,会带孩子去看病。先生的焦虑病程很长,想必就是这个原因。

当然故事不会止步于此。很多人有所谓的强迫性重复,就是掉进生活中的同一个坑无数遍。这位先生就是如此。先生有着一位外向、爱社交、不那么愿意待在家的老妈,但当自己走入婚姻时,又找了一个在性格方面与老妈相似度很高的老婆。对这个现象,心理咨询界有很多种解释,其中一种是说人总想挑战那些曾经失败的场景,以此证明自己。但是模式不改变,再怎么面对相似的情景,还是会败下阵来。

所以家庭就是这么奇妙,你所认为的巧合其实并不一定是巧合。原生家庭的种种未了情结会在新家庭中再次展现出来,或是被治愈，或是愈发令人疼痛。

反转和愈合

第五次咨询和之前的隔了两周，他们来时恰逢新冠肺炎疫情暴发前夕，当时国内还没有大暴发，全国只有几百例。

不过来院的人都已经戴上了口罩，包括前来咨询的这两位。一进咨询室，太太就拿了个像消毒剂一样的喷雾剂到处喷，对桌子、座位，甚至对着空气。

而先生就显得比较淡定，看着太太不为所动。

咦，为什么太太会显得有些紧张？

太太表示自己的工作场所人员流动性大，接触到病毒的机会多，一定要做好各种防护措施。

先生觉得没必要大惊小怪。要和太太争论。

我不说话，就笑着看着他们争辩。这恰好是一个没有经过设计的角色互换体验。

"我觉得你有点小题大做了，这件事并没有那么严重，你看现在就湖北稍微多一点，别的地方基本没有，这个病毒从出现到现在已经将近一个月了，才几百例，说明传播能力很一般。"

"一般病毒刚开始的时候传播都很慢，到后面会越来越快的。而且现在虽然报几百例，但是其实有很多没上报的。"

"没那么夸张，你从哪里得到的小道消息？"

"这是真的，你要知道，这是呼吸道传染的病毒，传播起来特别快。"

······

他们争论了一会儿，我开始问他们问题。先问太太："当他说你小题大做的时候，你是什么感觉呢？"

"觉得不服气呀。"

"所以你继续争论。好像你的争论没有效果,这时候你又有什么样的感觉呢?"

　　"好像越来越焦虑了。不光是对病毒这件事感到焦虑,还因为不能说服他而感到烦躁。我好像体会到了他之前的那种焦虑感。一开始是担心某种事情,但是随着争论白热化,我更因为我们之间有分歧而焦虑。"

　　好像太太的领悟力还是很不错的。

　　我转而对先生说,"看上去你对这件事情显得不太焦虑,还会说你太太小题大做。说明你也有很多事情不那么焦虑哦。"

　　先生说:"是啊,我最近好像对很多事情焦虑少了一点。"

　　"你有没有注意到:当太太说很严重的时候,你说不要小题大做,太太就更加想要证明焦虑的合理性?"我再次发问。

　　先生说:"这就是我们家之前一直发生的事情。但是现在的确有了变化。我两周前找到了新的工作,这是一份挺忙的工作,开始以为我们都不在家会让家变得很脏乱,但当我不在家的时候,好像我太太就开始做起了更多的家务。有一种此消彼长的感觉。"

　　太太补充道:"那也没办法,我们是一个家呀。"

　　第五次咨询在愉快的氛围中结束了。只要家庭成员都还认可自己是家庭的一分子,那么通过咨询,可以不断澄清彼此的想法和感受,增进互相的理解。家庭总体上是会越来越好的,他们本来就有这个动力,咨询师只是那个在旁边鼓励他们勇敢的人。当他们卸下那副铠甲,笼罩在家庭上方的雾霾也就消散了。

后记

　　经历了一个漫长的春节,在新冠肺炎疫情稳定,门诊恢复正常过后,两人又来过一次。据他们说,这两个月不能出门,他们聊了很多,两人都准备合上各自从原生家庭带来的书,重启新的篇章。

谁无暴风劲雨时,拨开云雾见月明

而焦虑，已经离他们越来越远，虽然药物还要在医生的指导下才能停，但我们都相信，一切都会变好的。祝福他们。

上海市杨浦区精神卫生中心　周天炯
2020 年 4 月

幸而相伴　未来可「愈」

生命之花常开

——没有被病魔压垮的英语天才

3月份的上海,乍暖还寒,4年前的那天上午,我踏入心园的时候,微弱的阳光照在我和那些天天来心园的康复患者身上,他们中有不少精神疾病康复期的患者。人群中一个戴着眼镜、皮肤略显黝黑的中年人引起了我的注意。他刚加入心园这个大家庭,通过和他的访谈,发现他的英语能力在精神障碍患者中相当突出,达到了专业英语八级的水平,让我暗暗感叹:不论哪个地方都有卧虎藏龙之辈。

1989年,正值高三青春年华的他被诊断为精神分裂症,经历了漫长的康复之路,如今他已变成了知天命的中年人。

以前的他痴迷阅读,每天会一口气看书四五个小时,眼睛都看近视了。自从服用药物后,他就逐渐丧失了兴趣爱好,最让他难过的是读写俱废,药物使他完全丧失了阅读的能力。但他还是坚持服药,到他能渐渐适应药物,又能重新开始阅读时,时间已过去了4年。这时昔日的好友和同学已完成了大学的学业,走上了工作岗位。在家休养的这4年,在母亲的精心照料之下,他康复得很好,看上去已与常人无异,1994年他去一家教育研究会工作,在那一干就是3年多。其间,每个月都自己去医院复诊、配药,一直没有间断。这保证了他能正常工作,同时在业余时间参加上海外国语大学的自学考试。最终,他克服了重重困难,考出了20多门课程,取得了英语本科文凭及学士学位。

1997年5月,他辞去了在研究会的工作,应聘一家语言学校,通过笔试、面试、试讲后被录用。由此,开始了长达9年的英语教学生涯。开始时,他每天要上8节课,教学工作的繁重可想而知。还好有母亲照料其饮食起居,他也坚持每天服药。"有保障的身体真的成了革命的本钱",这时他才深刻地体会到这一点。教书是充满乐趣的,他也深受成年学生们的喜爱,课程的再报率一直很高,他也多次获得奖励。之后,课排得少些之后,他利用课余时间承担了很多口译陪同工作。学校里外籍教师占大多数,老板有时要与他们谈判、沟通,要他做口译;有时也请他去机场接送外教,代表老板宴请他们等。"私下里,我和外教们踢足球、游泳等,外教们都很容易相处,我们一起度过了许多快乐时光。"受外教们的影响,他的英语发音越来越标准。一次他用英语打电话回家,没想到"我老爸,这个在复旦大学教一辈子英语的教授,竟把我当成了外国人,这让我乐不可支了好一阵子!"想到那个场景,他依然有点兴奋和自豪。

2004年,一个偶然的机遇,他转到一所私立大学教英语,跨度只有短短的两年时间。其间,他抑郁症发作。这时他犯了大错,在安眠药减量不见好转的情况下,把药全部停了。结果几天几夜无法成眠,半夜睡不着的时候,竖着耳朵听,结果平生第一次有了幻听。事后通过医生的解释,他才知道"其实应该是镇静剂不减量,加抗抑郁的药物如百优解等"。可是错已铸成,从此便离开了喜爱的教学岗位。教训不可谓不惨痛。

2009年,他找到一家单位挂靠,一挂就是7年,直到2016年3月,他来到了心园,人生才又翻开了新的篇章。

"人生天地之间,若白驹之过隙。"时光飞逝,他来到心园已4年了。我作为每月的访视医生,对他越来越了解,看着他和精神病病魔作斗争,有时也会电话或者微信给他些指导意见,他也会对我感兴趣的英语学习,不予保留地给我帮助和建议。渐渐的,我们两个 70 后之间的关系,变得更像是朋友,而不再单单是患者和医生。

回首加入心园后的时光,他感到愉快、甜蜜。以前每天宅在家里,电脑前一坐就是六七个小时,生活单调乏味。未曾料想,进了心园后,生活犹如在荒芜的土地上,忽然开满了艳丽的花朵。"我想采撷其中的几朵,呈现给大家,一起欣赏它们的多姿多彩。"

2016 年仲夏,心园的老师给他布置了一个任务,要他带领学员们排一出英语短剧。在他来之前,心园的学员们排演过一个韩语短剧,效果很好,这次大家想另外演一出英语短剧。经过反复比较筛选,他找出了原版《音乐之声》的剧本,选定了其中的两个片段编辑成剧,附带穿插有《哆来咪》和《雪绒花》两首动听的英文歌曲。经过排练,根据现场效果再删改,重写了部分台词,并按难易程度分配给各个学员。为使观众能更好地欣赏,他用中文写出短剧大意,让一个学员在演出前宣读,便于大家理解。随后四五个月里,他们几乎每天排练、全情投入,完全沉浸在角色和剧情里,达到了忘我的状态。11 月底在区里演出,获得好评,荣获了"最佳创意奖"。"感谢各位学员的努力,这是我们的心血灌溉的花朵",这是他领奖时发表的感言。

2017 年,区里组织乒乓球赛,他和另一位学员小朱报名参加。为此他俩又苦练了三四个月,每天一两个小时练下来浑身湿透,但他们乐此不疲。小朱以前拿过区里的冠军,比赛正式开打前,球技不如小朱的他暗自盘算,最好能一路避开小朱,会师决赛,小朱夺冠,自己亚军。到了比赛日,他抽签抽得好,最后如愿以偿地与小朱会师决赛,包揽了冠亚军。"付出的努力有了些许的回报,我把这成绩制成一朵芳香的干花,在记忆里永久珍藏。"

2018 年 4 月,区里组织轻食摆盘比赛。心园派他和另一位学员参加。原先对轻食一无所知的他，经过赛前的紧张准备，用鹌鹑蛋和胡萝卜做了十几个小白兔，用红色彩椒做容器，放入紫薯丁、玉米粒、刀豆丁、肉肠丁等，再配上搭档的赤豆小宝，摆成了漂亮又营养可口的轻食。虽然比赛中，他们遇上了强劲的对手，但最终还是取得了二等奖的好成绩。

"生活不只是眼前的苟且，还有诗和远方。对于我们精神障碍人士也是如此。"心园、基地和阳光之家开展了学诗、赏诗、背诗的活动。选定了60首古诗，打印装订成册，发给学员们。其中耳熟能详的只有十几首。经过一段时间的背诵，隔壁阳光之家的一位学员让人刮目相看。60首诗背得滚瓜烂熟，令人印象深刻，也重新燃起了他对古诗词的兴趣。他买来了复旦大学出版社出版的《唐诗三百首全解》《宋词三百首全解》《宋诗三百首全解》及《千家诗全解》等书。书中每首诗（词）都分注释、语译、赏析几部分，能让人准确理解、深入欣赏、仔细回味。心园发起的学诗活动，给他带来了很大的学习动力。恰逢他母亲认识的九十高龄的简文光教授寄来一册刚翻译出版的《中华古诗词一百首英译》，"又让我对英译古诗词产生了兴趣。我要感恩心园，在我的生活中又帮我培植了一株鲜花的嫩苗，在今后的岁月里，一定要让它绽放出绚丽的花朵。"

加入心园以来，他外出参加了残联和乐善组织的剪纸班、插花班、越剧班、舞蹈班。现在还在上打击乐的培训班，真正做到了"Keep Myself Occupied"（我过上了充实的生活）。在排练、活动、准备及等待的每一天里，让自己慢慢康复，没有时间让思绪在自己的问题上绕圈子，忘记了自己是身患大病的人。这要感谢今天的时代，感谢"全面建成小康社会，残疾人一个也不能少"的政策。在心园，他的身边有学员们相互陪伴，相互守望，有老师们深深的理解，精心的呵护，真切的关心及无私的付出。"他们用爱的雨露滋养灌溉着我们,让我们的生命之花常开"。

生活中并不总是充满阳光和鲜花,也会有不如意的时候。2018 年 11 月底,他母亲在同济大学校医院的例行体检中,被查出了乳腺癌,并在新华医院得到确诊。这个消息像晴天霹雳,让他心急如焚。潜意识里,他觉得人生的大风浪来了。"人家说你两句就受不了,你还要经历人生的大风大浪才行呢。"他的脑海中顿时响起了陆谷孙先生(复旦大学著名教授、莎士比亚专家)曾对自己说过的话。可这风浪太大,他感觉无助地落在了又苦又涩的大海里,无情的海水扑打着自己,快要没顶了。怎么办呢? 家里就他一个男子汉,他想起父亲临走前交代过自己:"你妈妈人好,大家都会帮她的,可主要靠你,你要照顾好妈妈。"想到这,他暗暗给自己鼓劲:"是啊,我得挺起来,撑起这个家!"

紧张有序的步骤排上了日程表:验血,做钼钯、CT、骨扫描、磁共振检查。母亲的好同事全程陪同着这对母子,检查报告出来后立即住进了新华医院等待手术。母亲不愿声张,但她的大学同学、声乐班、京剧班的老师和同学们,好友邻居们纷纷赶来探望。鲜花、水果等慰问品堆成了小山,母亲的人缘真好,可她在医院里得不到静养休息,让他干着急,他只好自己把担子挑起来,每天管好自己吃药,还要照顾家里的雪纳瑞狗和收养的 4 只流浪猫。

每天早上他遛完狗就去菜场买菜,回家烧好,换两部地铁,中午 11 点前送到医院,有时是油爆虾、老鸭汤、干煸四季豆、芦笋,有时是鸽子火腿汤、拔丝山药、清炒土豆丝、宫保肉丁。但经常已有人做好了菜先他一步送到病房,母亲吃不掉,他只好带回家。每天下午 5 点他离开医院,到家后再遛狗,喂猫打扫,吃晚饭,吃好药后洗洗就睡了。

母亲手术的日子终于敲定,这天早上来了一屋子的人,她苏州的两个同学也乘了动车到上海,再换地铁来到病房。手术安排在下午,遵医嘱前一天晚上她就禁食禁水了,可等到了时间,手术室里一台开颅手术拖延了两个小时还未结束,母亲的手术只好延期。他送母亲的苏州同学上了火车,说好改天手术时再来。哎,他们都已是70多岁的人了,真不容易。

终于到了手术的日子,上午10点母亲被送进了手术室,其他人都在病房等,一个朋友和他在手术室外等,时间难捱,身为人子的他一直在默默祈祷。一直到傍晚6点半手术才结束,医生说手术很成功,另外查了10个点位的组织,未发现转移。大家听到这个好消息放心地散了,母亲的一个同事留下来陪夜,他也放心地回家,终于睡了个安稳觉。

第二天一大早当他打车赶到病房时,母亲京剧班的一个同学已烧好粥赶第一班地铁到了,正一口一口地喂母亲。这本应是他的份内事,这场景不由得令他感动。几天后母亲在他和邻居的陪同下回到家里休养……

回首母亲与肿瘤病魔作斗争以来一路坎坷,母子俩共同经历了风雨的洗礼。随着母亲病情总体稳定,现在他又重新回归平淡但又充实的生活。每天去阳光基地,放学后买汏烧,乐在其中。妈妈良好的心态,对身体的恢复也大有裨益。God is fair(上帝是公平的),他给了母亲美德、智慧、知识,也会给她磨难的历练。

2020年3月29日下午,当我作为上海援鄂心理医疗队成员还在武汉支援时,他给我发来微信视频通话。那天他吃完午饭,独自骑车到共青森林公园踏青,恰好碰到一场大雨,他赶紧躲进了一间茶室,避雨喝茶歇脚的空隙,给我通了话。我询问了近期的家庭情况,他告诉我最近他妈妈买了个电视柜,最后有块板怎么也装不上去,他看了说明书,上面写着最后那块板不装也没关系,但是执着的母亲依然努力做着尝试,结果弄巧成拙,把整个电视柜都弄散架了。母子俩为此大吵了一架。最后还是母亲主动与他和解,他现在想想还是觉得是母亲不听劝，"多此一举"。我好奇地问他，他和母亲（包括已去世的父亲）如果出现意见不合、争吵，通常都是谁先主动示好。他告诉我都是他的父母主动服软。我心里想：哎，虽然他已年近半百了，可还是有些孩子气。

　　但在心园、阳光基地，英语基础扎实的他俨然就是那里的英语课代表，他经常会准备好英语学习的材料，带领那儿的小伙伴们一起学习英语、排练节目。看他带领大家学习英语的那个专业度和认真劲儿，真看不出他曾得过精神疾病。希望他能坚持配合医生的治疗，战胜精神疾病，让他的生命之花开得更加灿烂！

上海市杨浦区精神卫生中心　杜宇锋

2020 年 4 月

生命之花常开——没有被病魔压垮的英语天才

蜕　变

——黑暗中的转身

　　小刚，是我进入机构工作最先接触到的对象之一。他给人的第一印象：十分懂得察言观色，脾气易怒，有股霸道之气，一看就是个有故事的人。随着与他接触的次数多了，我作为一名医务社工也开始逐渐了解起小刚背后的故事。

　　小刚的青春活跃在20世纪90年代的上海，那时的上海踏着改革开放的步伐发展迅速：绚丽的霓虹灯，耸立的高楼，新鲜的流行事物。当物质文化越来越丰富的时候，性格自负自满、精神亢奋的小刚，以为自己吃得开，到处是朋友。他不听家人劝告，生活上误入歧途，染上不良习惯，终于控制不住自己的精神状态，一时毁了自己。

　　可能那个时候就有类似精神疾病的症状，性格极端的他有一个可怕的逻辑：我永远正确，错误一定是别人的。就像很多电视剧桥段一样，无论家人如何劝告，尽管父母、妹妹使出了浑身解数，外面称兄道弟的狐朋狗友最终将他拉入了深渊。吸毒，成为压垮他的最后一根稻草。父亲丢下一句话给他，你走这条路，从此我们两不相见。

在我碰到小刚的时候，他的精神分裂症症状已经大部分得到了有效的控制，千辛万苦，换来的是一头白发。病情控制住了，但是他的性格依旧没变，还是继续扮演着"我是强者"的角色。在医护人员面前，他非常能干，会主动配合医护人员的工作。在病友面前，他要做老大，最好其他病友都听他的。就这样平平淡淡地过了几年，他的住院生活还算安稳，病情波动性不大。

所谓风平浪静之后必有狂风暴雨，在熟悉了这段住院生活后，他的服药依从性出现了问题，自作聪明的他因为藏药引起精神疾病复发。一天晚上，趁当班护士交接班的时候，推倒了正在锁门的护士，一口气爬出了围墙（那时还没有电子围栏），搭乘一辆出租车后，消失在了黑夜里。院里立即启动了紧急预案，从院领导到病区职工，无不为之担心。几个小时后，他又坐着出租车主动回来了。当中到底发生了什么？我曾和他在平和气氛中的聊天后，得知了之后发生的事情。当他坐上出租车，第一反应就向司机报了自己的家庭地址，人的潜意识的指令——回家。夜晚，他来到了家门口，父母已经睡下，他向出租车司机借了手机打给父母，没想到父亲接到电话，冷漠地说了一句：这里已经不是你的家了，不要再来了。那种打击，现在细想可能是无法用言语表达的吧。之后他脑子里又扫过了去舅舅家、朋友家的念头，但是理智再一次战胜了他，去了又能住多久呢？还是回到现实吧。情绪平复后，小刚又让司机师傅开回来了。司机也是好人，没有收他钱，也没有责备他耽误自己做生意，一路对他的劝慰使他减轻了逃跑时的焦虑，主动回到了医院。

他梦想回到自己的家，但却发现在家庭中已毫无价值。那天，病区护士长一晚没睡，与他促膝长谈，分析他这么做到底值不值得。他痛心地说："我没有家了，我在家门口都回不去。"护士长委婉地提到："以前的经历不能抹去，但是未来的可以自己创造。私自藏药是把自己这段时间的努力付之东流，而父子之间的隔阂还是要靠自己的行动去弥补。"经过那一次，他突然想通了什么似的。

修身养性，重整旗鼓

院部对于小刚这次的行为极度重视，组织职能部门开协调会，要求分工合作，随着药物的调整以及心理上的干预，配合人性化的护理方案，小刚的精神状况开始趋于稳定。随后职能部门决定除了医疗护理团队外，加入医务社工（这是当时刚刚开始的新职业），对他的日常行为进行个案服务。我也是在这个时候，真正与小刚建立起专业个案的服务关系，对他的过去得以充分了解。如果说小刚因为有过逃跑史，我们便对他不闻不问，不去了解他内心的真实想法，甚至在日常康复活动中处处提防他，怕他再次逃跑，那么挫折感和家庭裂痕将陪伴他一生。

怎样进一步促进他的成长，更好地恢复？在我们熟知的心理学题材电影《心灵捕手》中，数学天才威尔聪明绝顶却叛逆不羁，甚至到处打架滋事，在一群好友及心理医生的鼓励与支持下打开心扉，走出了孤独的阴影，实现自我。其实了解精神障碍患者康复的人都知道，社会支持系统对精神障碍患者的康复起着非常重要的作用，当与他建立起足够的桥梁关系，才能真正走入一个人的心灵。如何修复小刚和他父亲火星撞地球的状态，这将是最为关键的一步，因为家庭关系有时候决定了一个人的复原能力。那时我脑海里就设想着怎样融合小刚和父亲冰封的关系。关系，关系，先要有联系才可能有进一步的关心。

我忐忑地拨通了小刚父亲的电话，万一他一下子挂我电话，那么我又要另想办法了。"冰封三尺，非一日之寒"。一开始我并没有俗套地要求小刚父亲来医院会客,以免被婉言拒绝,而是拉起了家常,了解了一些在父母眼中的小刚表现和过往经历。我对他的家庭关系有了一套自己的看法:小刚与母亲的关系没有和他父亲这么僵硬。小刚父亲对于这个儿子就是恨铁不成钢,并不是真正的不理睬,看他上次逃回家,更加地气愤难耐,所以不理他,想让他冷静冷静。我向小刚父亲交流了一些想法,包括从小刚处了解的想法以及今后的打算。最重要的是与他们商量应该以鼓励、积极的态度协助小刚进行康复。我们反复协商了很多方法,最终小刚的父母答应以特殊的形式——视频,进行会客,面对面增加交流。那个时候微信视频,还没有像现在这么普及,是利用电脑上网进行的视频。小刚父亲则在小刚妹妹的帮助下学会了使用电脑视频软件。

当我告诉小刚,他父母因为他去学习使用电脑与他视频会客时,小刚的表情显得难以置信,一是不相信父母会用电脑,二是不相信父母会以这种方式与他进行交流。第一次视频会客,小刚放下了平时坚硬的傲慢不逊的态度,在镜头前学会了交流。父母和孩子之间的关系总是存在于无形:父母总在等我们的一声道歉,而我们呢,总在等父母的一声召唤。我在旁边也注意到特别是小刚父亲,在与小刚的视频交流中的语气及措辞,是会直接影响小刚情绪的。在我不断的沟通协调中,之后的几次视频会谈过程,小刚与其父亲则不再纠结于以前发生的种种不快事情,而是更加积极地讨论如何更好地进行院内康复,平时的零用钱够不够等,不再引发争吵的话题。

回家之行,崭新开始

视频聊天走出了融冰关系的第一步,从几年的互不待见,到高频率的视频会客,关系在一点点发生变化。想回家看看这个念头,

蜕变——黑暗中的转身

浮现在小刚的脑海里。一开始我也挺犹豫的，是不是该支持他的这种想法？会不会向他父亲提出后他们好不容易改善的一点关系又冰封起来？当我试探性地先向小刚的母亲提出这个建议时，小刚的母亲说可以的，他父亲现在对他的态度已经改善很多了，她愿意去调解，也希望儿子可以在分别近10年后重新回到自己的家。当我把父母同意他短暂回去的消息告知后，小刚欣喜若狂，紧紧握着拳头，表示这几年的努力没有白费。我在那一刻也与他同样高兴，只有参与这个过程的人才能理解这个感觉，这个回家，是多么的来之不易。"其实这几年住院坚持治疗，能够控制住病情，减轻吸毒后遗症已经是成功了，父母让你回家也是对你努力的认可。回家后你要想想你为父母做什么，或者送些什么礼物，如何表达自己对他们的感恩之情。"就这样我协同病区主任、护士长与小刚一起策划他的回家之行。

某一年的春天，对于小刚来说是一个历史性的时刻。经过我们多方的努力，小刚跨进了自己久违的家。"爸，妈，我回来了！"三人紧紧地抱在了一起，伴随着这个拥抱，过去的不快已经放下，崭新的生活开始进行。如果母爱是伟大的、无私的，那么父爱是默默的、不轻易表达的。曾经那个让人头痛、不听管教的少年，回家了。神秘礼物则是小刚把家里里里外外地打扫了一遍，足足两小时，没有停歇。他心底的想法，打扫一新的家代表崭新的自己，也是他送给父母的礼物。

开放管理，焕然一新

随着小刚的治疗康复较为稳定，取得小刚父母同意后，在我和病区主任的提议下，他提交了"评估申请"，想入住开放病区。在院评估小组的评定下，他成功入住到较为人性化的开放病区。在评估时，有一个专家对小刚的提问令我至今印象深刻。"你到了开放病区后,出入自由了,会不会又想逃走?""我再也不想体会那种到家门口却没有人接纳的绝望感觉了。"小刚低沉地说道,"我要向上次那样,堂堂正正地走回家。所以请放心,我会在开放式病区好好康复的,也会把我失去的时光一点点地追回来。"

　　就这样,小刚来到了开放式病区,这是继父子关系融冰后又一个阶段性目标的实现。病区里面较为人性化的配置,让小刚有了更好的有利于康复的空间:学会如何与人合理地沟通,如何规划一天的时间,如何提高生活自理能力等。但是事情并没有想象的一帆风顺,由于他在病区里的"霸气"名声在外,开放病区的患者都不愿与他交流,甚至躲着他怕惹到他。我看到了这个微妙的现象,也向其他的患者了解了他们的想法。大多数患者觉得,小刚以前在病区是老大,不敢得罪,多一事不如少一事,至少现在还是少接触较好。因为住在开放式病区的患者,他们间的相处模式和封闭式病区有很大不同,更加接近社区的生活模式,每个人都有自己的生活空间,我开始担心小刚能不能放下自己"一呼百应"的姿态。"放心,我一定会做好自己,我住在这里,这些人都是我的朋友,不存在谁指挥、谁命令的事情。"小刚向我保证。我也与病区主任商量,尽量安排小刚和一些年轻人住在一起。年轻人之间的共同话题会多一些,有音乐、新闻、电视等。话题多了,朋友也多了,从陌生到熟悉,从警惕到放松,在这种和谐平等的人际关系之下,小刚找到了一条适合自己的康复道路,他离走出黑暗越来越近了。

　　我现在还能清清楚楚地记得,就在平稳入住开放病区一年左右,有一天小刚一脸严肃地告诉护士长,同室的小亮晚上一直睡不着,可能有病情复发的危险。医护人员观察后,室友被调整进治疗病房。室友走时埋怨他,说他打小报告。我询问小刚,你不怕把刚建立的友谊摧毁吗?小刚义无反顾地说,再有第二个人,他也会这么干,这是帮助他,因为疾病复发对于他们这种精神障碍患者是十分危险的,分分秒秒会把好不容易建立起来的康复成果瞬间瓦解,就是因为这样,他更要如实地反映。此刻,我能感受到小刚那种自信,不再是以前那种盲目的自信,而是那种向上的自信,是从帮助他人出发的自信。自信是一个鼓起的风帆,是人生不可缺少的动力,让人有勇气面对人生的艰辛以及岁月的苦楚。小刚的自信,在磨炼了几年后,又重新被点燃了,帮助他走出一条成功的康复之路。除了重新学会建立人际关系,小刚在开放式病区的厨艺训练营还学会了烧菜(开放病区的晚饭由患者自己烹饪),他烹饪的菜肴受到大家好评,被多次评为当月厨艺训练之星;参加了院内开设的电脑班,学会了使用电脑,还做志愿者与社工一起教授其他患者学拼音打字,使用电脑,做手工制品;认真参加院内职业康复,每月忙碌于各个病区帮助其他患者订购点心,学会了记账、盘点。每天充实的生活安排,使他的人生轨迹从偏离的轨道上回到了正轨。

在他逐步转变的过程中,与父亲的第二次关系转变也孕育而生了。第一次的转变是基础,第二次的转变是质变。为什么说是质变?因为小刚的父母开始接受他在过年期间请假出院回家团聚了。我有次碰到小刚的父母问道:你们是什么时候开始转变态度,开始让小刚回家过年了?小刚父亲感慨万千:小刚年轻的时候闯下的祸,原本以为这辈子自己都不会去理睬他,原谅他。但是现在看到他这么积极地在开放式病区参加各种康复活动,感觉是时候放下心里的"誓言"了。是的,时间是会改变一些事情的,当然你的态度决定着这个时间的长短。

尾声

我们会继续经历很多人、很多事,我们也会在不经意间有所改变。随着时间的流逝,或许你会看懂一些事、看开一些事,而这些事情也在我们的改变中变得淡了。曾经小刚父亲悲愤地说过,有自己一日，决不会再让小刚回家。但是，小刚在这个过程中慢慢成熟和理智了，家的大门再一次向他敞开了。现在小刚的父母在接受他定期请假出院回去之后，每年还会带他去旅游，甚至他坐过邮轮、飞机，去过日本、泰国等，引来了其他患者的羡慕。而小刚也会大方地送一些礼物给其他患者，用他的话来说，这里已经是他第二个家了，出门在外总归要带些当地特产给朋友的。最近，小刚在参加了医院组织的冥想训练后，表示自己的收获非常大，让他很好地回味了过往，对控制情绪很有帮助。同时，他还找到了自己的一大爱好：抄《心经》，每天都会在空闲的时间抄一张《心经》，修身养性，陶冶心情，改变自己自负、浮躁的性格。今年的元旦晚会，小刚与医院职工一起担任主持，在聚光灯的照射下，他表现得自信从容，思路清晰，谈吐流畅，在父母和全场观众的面前，完成了自己的蜕变。

　　精诚所至，金石为开。小刚的故事还在继续，小刚也将在社区继续他的康复之路，小刚的蜕变也将激励着更多的患者。

上海市民政第一精神卫生中心

蒋琳娜　孙　忠　陆如平　高　慧

2020 年 4 月 28 日

我的蜕变

现在回想起来，一年前的内观治疗，像一阵阵不经意的清风悄悄地改变了我生命的方向。天地无比宽阔，一身轻松，走在曾经走过的道路上，感到新的生活在脚下一路铺开。

我曾经无数次地带着寻源的冲动，缘溪而行，逆流而上，寻觅曲径通幽的清静；有时独立顶峰，极目四望，可还是没有寻求到心灵的宁静。内观后，我读懂了这句话：生命的意义本不在向外的寻取，而在于内在的建立。恍然悟到其间万物其实并不在心灵之外，每个人都行走在自己的风景中，生命的意义若向外索求，无异于提灯寻影。

环境倒是为心灵的自由提供了广阔的天地。内观治疗提供了一个封闭的场所，却是为了让你的心灵更加自由。回溯过去，重新打量那个曾经的我，看他如何行走在这尘土飞扬的人生道路上，仓促地走了22年之久才到了今天，又是如何在一条道上越走越远，越走越黑，迷失在茫茫黑夜中，彷徨不知所求，遗忘了回家的路。

慢慢地，往事如早期黑白电影一样，无声而清晰，闪现在眼前。捡回那些遗失的身影，就如同摆放了一盆清澈的水，把我看得一清二楚，这等于是再活一次。人生的事情只有面对，才能释怀。时间并不能治疗一切伤口，因为有太多的往事已融入生命的最底层（潜意识里，封存在记忆里，没有随时间消失），或者说，生命本身就是由这些一点一滴的往事沉淀而成。

伤口并不因不愿正视而捂起来，就会自动愈合，相反在不知道的情况下，它在慢慢发炎、溃烂。内观就让伤口彻底暴露吧，然后看着它愈合。

曾经，失眠就像毒蛇一般紧紧缠绕着我，白天昏昏沉沉，既感到烦事太多，又感到无事可干。大脑里是难以言说的难受，右耳旁的血管在"嘭嘭"地拼命向大脑供血，因而急切期盼黑夜的到来，只盼望着这空荡的一天熬过去。然而欣喜并不会随着一天的结束而到来，焦虑却随着夜色的变浓而加深，越是对黑夜充满期待，失眠这条毒蛇就缠得越紧，那无边的黑夜没有尽头。我曾一遍又一遍近乎绝望地发问："这是怎么了？怎么会这样？"夜色茫茫，来自内心的质问只能是无言的呼告，也就只能静静地躺在床上敞开内心，却发现它早已是一片死寂的沙漠，连走过的脚印都无迹可寻。

我正是怀着对睡眠的极度恐惧接受内观治疗的。希望我能像猪一样呼呼大睡，没有失眠过的人也许很难理解猪的幸福。我总认为这一切跟我父亲有关，他蛮横、喜怒无常、不可接近，一肚子的怒气寻求着发泄的出口，发怒时脸上肌肉在做着剧烈的运动……这是我对他最为直接的印象。这是我第一次接受心理治疗。到内观室一看，原来这么简单：几张桌子，几把椅子，还有两块板犹如屏风般隔离出一个不大的空间。失眠逼着我把生存的要求降到最低，睡个好觉是我对生活的最高要求。护士讲完注意事项后内观就开始了，我一个人坐在一平米的隔间内，半个多小时后就开始急躁不安了，越想越不满。这里一个稍复杂的设备都没有，这种方法是从日本传过来的，对我这个中国人有多大用处？简直是乱来，这

我的蜕变

日子要持续 30 天,这才仅仅是开始。治疗结束后咨询师来了,我将我的想法告诉了她。她给我念了一段有关内观的引导语,告诉我内观最早来源于佛教。因为我始终认为宗教才有穿透苦难的力量,于是我决定把内观做下去。我有些失望,我以为她要给我施展催眠术,让我在内观时睡个好觉。第二天仍然是老样子,一点没有变化,我很吃力地按照咨询师的题目在回忆、体会。

但是,到第三天早上,一步一步,童年的情景从记忆深处浮出水面,往昔的生活越来越清晰,我感到一切都明了了。咨询师面见时我说:"我已大彻大悟了,几近成佛,再做内观已没有必要。"咨询师说:"内观治疗并不是立竿见影的,可能在半年后效果才呈现出来,它只是给你提供了另外的可能,让你从封闭的圈子里走出来,学会换位思考。"

于是我继续做下去,不知不觉中,心中的负担好像一下子没有了,在我的记忆中从来没有这样轻松过。由于存在人际交往上的问题,我不敢与任何人对视,所以,我一直生活在痛苦之中,并因此辍学,至今仍然无法恋爱结婚。周围的人也议论纷纷,给我和我的家庭带来了很大的压力。

我出生后不久,母亲就去世了,由奶奶抚养长大。小时候一直很自卑,因为与我一起玩的孩子中就我没有妈妈,我非常渴望母爱。治疗师让我从奶奶的内观开始。我的内观一开始什么也想不起来,脑子一片空白,头昏脑涨。咨询师进行引导后,仍然不能回忆起奶奶给我做过的任何一件事,我告诉治疗师说:"奶奶一直很爱我,是最心疼我的人,但是,让我回忆起她给我做的一件小事都这么难,我怎么对得起她呢?"

第一天,我只是回忆了小时候一些其他的事情,在回想奶奶给我做的事情时很费劲,直到晚上终于想起来了一件事:5 岁左右的时候,奶奶为我洗脸梳头。我对奶奶有这样的阻抗,其实还是在寻找母爱。因为,在我的潜意识中,母爱在母亲去世时已经被带走了,潜意识里,如果我接受了奶奶对我像母亲一样的付出,说明我接受了母爱,这与我内心深处的认识相矛盾,所以我拒绝接受。在治疗师的反复引导下,尽管很费劲,我还是做下去了。小时候:"听到奶奶说被狗咬了会死人,从那时起就害怕狗,一想起就怕。后来,又担心尿床,越担心越尿,觉得有些奇怪,我为什么会为那么细小的事担心呢?"

奶奶总对我放心不下。一次放学后我没有按时回家,在外面玩,天气突然变化,刮起了大风,又是闪电,下起了大雨。当我跑回家时全身都湿透了,奶奶一直在门口等我,让奶奶担心,我很对不起她。

冬天,奶奶每天晚上给我暖被窝、暖脚,奶奶用她的身体给我取暖。内观之前,觉得我是一个懂事的孩子,但在内观之后,一个全新的很重要的事出现在心中。之所以我长到了现在,我的亲人为我做了许多事情,我却不能回报他们,父亲、奶奶为我做了那么多,我现在这么大了还要让父亲操心。我唯一能做的事就是对他们说一声"谢谢"。

当时我是那么不懂事,绝望的时候觉得生不如死,可悲可笑。现在想着不管怎样我都会好好地活下去,认认真真地活下去,以一个鲜活的生命报答父亲的养育之恩。不管结果如何,痛苦能否完全消除,我都要活着,我不想给亲人造成更大的伤害。想到这里好像心里的疙瘩解开了。回想起父亲为我做了很多,小时候,他进城就一定给我买许多东西,如葡萄干、水果、衣服等,所以我经常盼着父亲进城。父亲常常省吃俭用而我却很浪费,想到这些内心特别内疚。父亲很疼爱我,在生活上很细心,常常问我吃得怎样、穿得暖和吗? 在回想时恍然大悟,父亲为我做了那么多,我为父亲却做得很少,一些很平常的举手之劳的事都没有做。现在觉得父亲很疼爱我,他抚养了我,教育了我。我却没有为父亲做过些什么事,有些惭愧。难得帮父亲干点活,父亲高兴,我也觉得很高兴。但当回想到父亲慢慢老去的面容时,我心里很不是滋味。

虽然开始内观的几天我感到好像翻山越岭,但是越到后面越轻松,觉得治疗很有意义。

内观中,我开始重新认识父亲。父亲生于变革之世,长在饥荒之年。在回顾父亲往昔中,我看到他是多么渴望被人关心,他也是总在抱怨他的父母,我又在抱怨他。这种反抗究竟有什么意义?既然没有任何意义,那就是我给自己设套往里钻。正如传道者所说的:"虚妄的影子中,徒劳地搅伤自己。"因而我得感谢命运,以失眠和内观治疗的方式,让我走过了心路上的暗礁和险滩,毕竟人生注定不会一帆风顺的。失眠让我明白了人生有残缺,而我已经拥有了许多。内观让我发现了世界的无限可能,试着改变,去接受新的东西,平常所认为的负担成了宝贵的财富。曾经的孤寂、焦虑、失眠,这些都是可遇而不可求的人生体验,人生的意义或许就是一个经历磨难、体味世间酸甜苦辣、化腐殖为营养的过程。

正是黑夜擦亮了我的内心。在失眠的夜晚,睁开眼睛,四周是一片没有回应的寂静,闭上眼睛亦复如此。细听之下,却有甜眠之声,从近旁传来,从极远处传来,从不知道的四面八方传来。它们合而为一,从那甜眠者的口里鼻里喷涌而出,在暗夜里均匀地起伏着。这是黑夜为了白天而奔波的声音,这是黑夜在深情地召唤孤苦无告的灵魂,就像黄昏时分母亲在召唤着她的儿女。明白了这些,对黑夜的恐惧感也就消散了,倒是对它产生了感激之情。

经过内观治疗,感到心里平静多了,气愤少了。我应该对父亲多点孝顺,父亲的付出是不要回报的。我觉得我以前坚持的错误信念现在要改变。我发现自己是一个以自我为中心的人,以前怎么没有发现自私的自我呢?压力都是我想象出来的,对人们充满了敌意,我也活得很暴躁,现在就很轻松。内观的这几天是我改变最大的几天,治疗目的达到,认识到人有多种活法,而以前活得太累。出院后回到工作岗位上,我又有所感触,每次看到巧舌如簧的人、自以为是的人、贬低别人的人,就想到从前的我。我的心境有了巨大的改变。内观前我的心境总是从喜悦变得生气,但是经过一段时间集中做内观,我的心情变得平静、自然。以前我只有一种思考问题的方式,这种方式以自我为中心,而行事的方式也是以这种思维方式为基础的。现在我有了好多种思考问题的方式,可以从中选择更适合的。我很自然地为周围的人多想想,这种想法影响着我的行为,我感觉我是一个全新的不一样的我。我的朋友说我比以前更好,也更容易交往相处。当想起过去的我,让我惊讶,我真的很感谢我的内观经历。内观后我有机会与父亲交谈,他很不错,也很高兴,他说内观让我如刀刃的个性变得平滑。以前,我只顾自己,现在如果别人累了,我能感受到,我能为他做些什么?我为他倒杯茶吧。这是很自然的想法,绝没有一点强迫,所以我感到很舒展。这些事,过去我是不得不做,现在是我想办法去做。做完内观已经 7 个月了,现在我每天都想回到家庭和单位,能讨论过去看不到的事。现在我很少对他人产生暴躁的情绪,不像过去总在想我该做什么。我想这些应归功于内观。

现在心态比原来要好一些,小心眼的毛病也有所改善,心理比内观前成熟。对改善人际关系方面也有所帮助,认为以前对朋友不够宽容,朋友对自己那么好,自己没有做什么,觉得很惭愧,以后要善待每一个人。心情由原来的躁动也变得平静了许多。内观前自己想问题比较简单、单一,对他人不够宽容,让父亲担心,惹父亲生气。以后,遇到问题时站在对方的立场上考虑,会多一点解决办法。感到父亲很伟大,在他身边很安全,很温暖。我想这只是内观的入门阶段。日后我还会每天做内观,每天进步一点点,与家人一起分享这种经历。当我得到这么多恩惠和爱而感到快乐时，我意识到内观的伟大。

上海市杨浦区精神卫生中心　顾悟悟

2020 年 4 月

朋友的老公生病了

那是一个夏天的午后,窗外下着小雨,淅淅沥沥,有点闷热。我刚吃好午饭,正准备去休息,收到一条微信:"李医生,我有个朋友好像抑郁了,你能帮我看看吗?需要的话,我们配点药吃吃。"

"可以啊,明天下午我有心理专病门诊,你把他带过来,我和他聊聊。"

"谢谢啊!"

"不客气!"

简短的对话,和往常没有什么不一样。当时我就在想:和今天的天气一样,又多了一个不开心的人。

第二天下午,门诊患者依旧是那么的多,一切还是那么平常。大概两点半左右,我朋友挺着大肚子,带了一个人过来找我说,"李医生,已经挂好号了,到了您叫我们,我们在外面等着。"

"你们第一次来,等我把其他患者看好了,再和你们详聊,不要急。"

下午4点,所有患者都看完了,我把他们叫进诊室,请他们坐下。看到朋友紧张的神情和泪湿的眼睛,我心里怔了一下:不会是她的老公?

"这位是?"

"我老公,你和他聊聊吧。"朋友看出了我的反应,直截了当。

"你最近感到不开心?"我问。

"是的,觉得挺烦的。"

"发生什么事情了吗?"

"最近工作上不太顺心,不想去上班了。"

"不开心有多长时间了?"

"两个月左右。"

"能具体说说不开心的事情吗?"

"也没什么,就是害怕,有人排挤我,我怕工作丢了。我领导经常故意暗示我一些事情,可能是想让我辞职。我是做"风投"的,每天要和许多资金打交道,涉及很多经济秘密,他们可能认为我泄露了秘密。前段时间,我一个客户送给我一部手机,他们好像知道了,我担心他们揭发我……"

听到这里,我的心里又怔了一下,职业敏感告诉我,这个可能不是"抑郁症",有可能是"精神分裂症"。

"他们怎么暗示你的呢?"我继续问。

"他们经常聚在一起嘀嘀咕咕,看到我来了就散了。有时候故意拿个手机在我面前晃,说换手机了等。我最近刚拿到一部新手机,是不是暗示我要换手机呢? 还有一次,领导把我叫过去,说我最近干的不错,要给我升职。但我觉得最近没做出什么特别的成绩呀,是不是故意敲打我的呢?"

"还有什么你觉得奇怪的地方?"

"我去乘出租车,司机好像知道我要去干什么,就和我聊我要去做的事;我去银行办事,有个老太太走过来,问我办什么事,好像是在故意打听消息。感觉周围有很多人都在盯着我,我感觉我要倒霉了,这次过不去了,你说我该怎么办呢?"

"一个人独处时能听到有人和你说话吗?"

"有时候好像听到有人叫我,有人在说话,但是我没看到人,有可能是我瞎想了。"

......

整整聊了一个多小时，可以肯定，他得了"精神分裂症"。这时我有点慌了，到底要不要和朋友实话实说呢？我让他出去把他老婆叫进来，并请他在外面等一会。我有些犹豫，不知道该如何和她说。她曾考过国家二级心理咨询师证书，虽然没有实践经验，但对心理学知识也算有所了解。她看出了我的顾虑，直截了当："从他那天和我吵架，用力推我的时候，我就发现他不对劲了。他最近一直叫我帮他找一个记事本，我说家里没有，他不相信，说有人上家里来偷了。我们家不可能有人来偷过东西的。你就实话实说吧，我能接受，我们好好配合治疗。"

停顿片刻，我也直接告知，"他不是抑郁症，是精神分裂症，很典型的精神分裂症。但现在还是早期，你发现得很早，就诊也很及时。他现在自知力还没完全丧失，加上他的学历层次和谨慎的个性，我觉得他应该能接受现实，配合治疗的。如果能规范治疗，预后还是不错的。"

虽然她有心理准备，但泪水还是止不住地往下流。

"你也可以再去找找其他专家看看，听听他们的意见。"

"不用了，我相信你，你说怎么治疗吧，我们全力配合你。"

接受残酷的现实，对任何一个人来说都不会容易，更何况是一位对未来满怀憧憬和期盼的孕妇。我把他叫进来，一起讨论了病情，并制订了治疗方案（药物治疗选择了利培酮），过程很顺利。看到他的淡定，朋友的伤心和慌乱，我的内心五味杂陈，久久不能平静。头一次感受到"精神分裂症"这个诊断的沉重，感受到这个疾病背后的责任……

时间过得很快，两周后首次门诊随访的日子到了。朋友依旧挺着大肚子，陪着老公来到我的诊室。我询问了两周来的治疗过程，他们完全按照我的医嘱执行。令人欣慰的是，疗效也不错，精神病性症状好转,但同样也是预料之中,出现了头晕、反应迟钝、注意力不集中等药物不良反应。我们花了很长时间讨论药物不良反应,以及服药的利弊。朋友的老公生性谨慎,风险意识很强。他在认识到停药的风险及可能出现的结局后,表现得很配合,遵医嘱这件事执行得非常好。这一点从之后的长期随访、调整用药上都能体现。

4周后第二次门诊随访,继续给了我们信心。他精神病性症状完全消失,自知力也有进一步的改善,对自己当初的想法能够去怀疑、分析、判断,认识到自己的异常,并表示全力配合治疗。依从性好,家庭支持好,经济条件好,有稳定的工作和收入,治疗及时有效,诸多因素提示疾病预后良好。虽然有头晕、反应迟钝、注意力不集中等不良反应,但程度较轻,尚能克服。近来,他也确实因前期业绩出色而受到公司的奖励并升职,收入提高。聊到这里,我们都很欣慰,朋友的脸上再次露出了笑容,眼神里再次有了憧憬。虽说一切安好,但我暗自心想:这个难道就是传说中的教科书式患者?他的治疗会这样一直顺利下去?社会功能受损方面会有问题吗?最后,我给了他们积极的肯定和鼓励,叮嘱他们坚持随访。

不愿发生的事情有时偏偏就会发生。

"李医生,你说我老公会不会不是分裂症啊?"朋友微信问我。

"我觉得肯定是分裂症,如果你有疑问,建议你再去找个专家看看,把你的情况和专家详细说说,听听专家的建议。"我回答。

"好的,谢谢!"

简短的问答,反映了家属的不甘和希望。我的回答既坚定,又留有希望,出于对朋友的关心也好,对自己诊断的信心也好,当时的我,确实无法再说更多的话了。后面我给她推荐了几位上海的专家,建议她预约就诊。

很快就有了回复。

"我去看过一个专家了,也说是精神分裂症,说同意目前的治疗方案。"朋友微信说。

"哦,那你们有什么打算?"

"下周我去北京,我找了我的导师,他给我推荐了一位北京的专家,我想再去听听他的建议。"

"也好,多听听专家的建议也不错。你们现在每天按时吃药吧?最近有什么变化吗?"

"我们每天都按你说的方法吃药,最近挺好的。"

"工作如何?"

"工作也还可以,升职后,每天的工作量也不大,比较清闲。"

"工作能胜任吗?"

"他说现在看资料注意力不能集中,以前一看几个小时,现在看一会儿就看不下去。他每两周回趟上海,每次回来也不知道帮忙做家务,就坐在沙发上,有时看看电视,有时打打瞌睡,叫他动他就动一下,不叫他动他就一动不动。晚上很早就睡觉了,睡得挺好的,可以睡到八九点。最近我们不是有了个小孩嘛,我们很开心,忙着照顾孩子,他好像无所谓,每次回来也不会主动抱孩子,面无表情。我有时候叫他出去,他也不大情愿,就喜欢一个人待在家里,也不做什么事,需要人在后面盯着,督促他做也会做点,就是不主动。"

"你们平时会因为这些事情吵架吗?"

"有时候会有争吵,但是想到他生病了,就算了,不和他计较了,我们都迁就他。我们现在说话也都比较注意,怕刺激他。你说我现在应该怎么办呢?"

"从专业上来说,他的阳性症状控制得很好,但阴性症状、认知症状、意志行为症状还是存在,治疗的效果没有阳性症状好,这个时候反倒更突出了。你这样,你让他最近来我门诊随访一次,我帮他再详细评估一下，必要的话调整用药，再给他一些功能康复上的建议。"

"好的。"

"顺便问一下，北京的专家去咨询了吗?"

"咨询过了，也说是精神分裂症，同意目前的治疗。"

……

我欲言还休，想去安慰，但又觉得此时的安慰会很无力。我相信朋友自己会调整好，需要的时候，他们会来找我的。

11月，秋高气爽，蓝天白云。小鸟在天上快乐地飞翔，树叶在窗外轻快地歌唱。一切都是那么的美好；令人神往。忙碌了一天，我习惯地打开手机，浏览一下朋友圈。朋友之前和我说，已经举家搬到北京，这样就可以一家团聚了。看到通讯录里朋友的头像，点进去，发现她已经好几个月没有发朋友圈了，公众号也没有更新。

"最近怎么样? 都在忙什么呢?"

还没发送出去，被我删了，怕打扰到她。朋友是一位个性开朗、坚强的人，平时很忙，但忙而不乱，有条不紊。不发圈、不更新公众号，显然有点异常，但也有可能是她最近太忙了。还是那样，需要的时候，她会来咨询我的，我又何必去打扰人家呢?

"李医生，我们最近有事回趟上海，能约个时间聊聊吗?"朋友发来一条微信。

"好的，那就见面聊。"

他们如约而至，穿着得体，有礼有节。但我看得出来，她老公反应略显迟缓，表情平淡，眼神略显呆滞，没有了往昔的自信和光彩。先是聊了一些家常，气氛轻松愉快，自然过渡到病情和疗效的评估。先是评估了阳性症状，控制得很好，没有反复。仍存在情感淡漠、意志要求减退、社交退缩、生活疏懒、注意力不集中、反应迟钝等行为，以及认知、情感和阴性症状，且对目前的生活质量产生了影响。服药的依从性依旧很好，家庭支持也很好，工作和收入稳定。服药后除了想睡觉、头晕、反应迟钝外，嘴唇和上肢有点抖动，且使用苯海索对症处理后，效果不理想。

要不要换药呢？我边聊边思考，脑子里闪过一个个常用的抗精神病药物。鉴于他现在的药物不良反应、疗效、躯体情况，以及对未来功能方面的需求，我想到了奥氮平。

"你们愿意换个药试试吗？换奥氮平，理论上不仅对阳性症状效果好，对阴性症状也有不错的疗效，并且服药方便。像你现在的情况，我估计最多每天 10 mg 就可以了，即每天晚上睡前服用 1粒，服药方便，理论上嘴唇抖动、上肢震颤会得以改善。但是这个药有一个不好的地方，就是对血糖、血脂、体重等代谢方面的影响较大，而你们现在没有超重、血糖异常等方面的问题，只要平时注意锻炼、控制进食，估计问题不大。后期如果情况好的话，可以慢慢减下来，每天 5 mg 就可以了，如果每天 5 mg，估计不良反应就不明显了。这个是药物方面的建议，我还要给你一些其他建议：①坚持服药，这个是基础；②坚持锻炼，有氧和无氧运动相结合，有条件的话，最好请个教练指导一下；③注意饮食，保证睡眠，作息要规律；④坚持一定频率的社交活动，不管是主动还是被动，都要尽量去安排；⑤听听音乐、看看舞蹈之类的艺术节目；⑥坚持阅读，增进家人间的沟通；⑦我会帮你们找些适合你们康复方面的资源。"

"可以，我们听你的，全力配合你的治疗。"

"如果有疑问，可以随时来问我。"

……

聊了将近两个小时，我们愉快地结束了谈话。对于他的治疗，我还是很有信心的。教科书式的患者，教科书式的治疗，教科书式的康复，让我对精神分裂症的治疗有了更多的信心。但同时我也看到除了药物治疗外，家庭关系、功能康复对患者疾病恢复的重

朋友的老公生病了

要性。

换药之后,他病情稳定,阳性症状没有反复。随着时间的推移,预料中该消失的不良反应也消失了,担心的体重增加、血糖血脂异常也没有发生,且剂量也如愿减到每天 5 mg,一切是那么的顺利。

世间万物是辩证统一的,有信心就有丧气,有希望就有失望。一天,接到朋友的电话说,"我老公公司最近不景气,裁了很多人,我担心他会不会被裁,也不知道这件事对他心理影响有多大。如果他被裁了,估计很难再找到现在这样的工作了,既轻松,薪水又高。他之前曾回上海应聘过一家公司,和目前的公司差不多。但是在面试的时候,思路明显跟不上,人家没要他。他之前的上司去了成都,想让他也跟过去,虽说薪水会提高,但是我们才团聚不久,如果去成都的话,又要分开。他一个人在成都,没人照顾他生活,没人监督他服药,我怕他病情会反复。还有就是,我现在博士后工作快结束了,也面临着找工作的问题。到底是选择稳定的、轻松的,但钱少的事业单位呢? 还是选择有挑战的、996 的,但钱多的公司呢? 我想听听你的建议。"

"还有其他问题吗? 你全部说出来,我一起给建议。"

"还有就是,我们现在会为了小孩的教育问题发生争执,我觉得他就是个猪队友。我现在要给好几个老板工作,每个老板都会给我布置任务。虽然是在家办公,但会有相关工作人员跟你沟通,每一份工作都必须做好,我现在就没什么太多自己的时间。比如孩子睡觉,每天睡 12 小时,我睡 7 小时,剩下的 5 小时就是我的工作时间,但这也不是每天都能做到的。关键是他看不到这一点,他看不到我的事情突然变多了,每天很焦虑,他看不到。有时我会工作到深夜 1～2 点,每天早上 6 点多就起床工作,一直到 8 点多孩子起床,我可以工作 2 小时,他看不到这些。比如说,我希望他晚饭之后能多花 2 小时,带带孩子,这样的话,从 7～9 点这 2 小时,我可以用来工作。但是他就觉得他白天工作了,晚上就想休息。昨天,我把孩子的玩具书给他拿出来,让他陪孩子玩,我说我去工作一会儿。然后呢,他跟我就起了争执,他觉得我给孩子拿的玩具是大人玩的,小朋友不会玩啊,并且觉得给孩子拿的玩具有点超过孩子的年龄了,说不是这么安排的。实际上,像亲子中心都是采取这种方法,做类似的活动,即家长做,家长引导,后期启发小孩子一起玩。但他很少陪孩子上亲子课,所以也不太知道应该怎么样跟孩子玩……"

朋友说了很多,听得出来,现在工作、家庭关系和亲子教育等平常家庭遇到的问题,他们也同样遇到了。但因为老公是个精神分裂症患者,她会考虑得比平常人更多。从她上海辞职去北京就看得出来,她是很在乎她老公的,但她依旧在焦虑:担心这些压力会影响老公的病情,担心老公的病会遗传给孩子,担心老公失业会影响家庭的生活质量,担心自己的选择失误会影响家庭幸福,担心……她有很多担心,唯有通过自己的努力和忙碌来缓解心中的焦虑,使风险降到最低。

我认真倾听了她所担心的事情,尽量去体会她现在的感受,站在她的角度设身处地地思考她的问题。等她说完后,我对她说,我能理解她现在的感受,并未就她现在担心的问题逐一解答,给出锦囊妙计。我知道,她的心中其实已经有了答案,只是缺少支持。我和她梳理了一下他们目前遇到的问题,现在可以找到的资源,以及夫妻两人想要什么?看重什么?担心背后真正顾虑的是什么?会出现哪些最坏的结果?如果出现了,能去处理和应对吗?我又能为她们做些什么?

聊到最后,我并没有给到她具体的建议,却帮她清晰地认识了她现在的困惑。凭借她的领悟能力,自然很快就会有他们自己的选择和答案。

　　路漫漫其修远兮，吾将上下而求索……

　　精神分裂症的治疗和康复是一个长期的、复杂的、未知的，但又是个充满希望的过程。精神科医生、心理治疗师、患者、家属，每个人在此过程中，都像是一次修行，需要不断摸索，不畏艰难，勇敢前行！作为一名精神科医生，我认为有一点是不变的：那就是，从你接诊患者的第一天开始，就要有全病程管理的理念，不仅要快速控制患者的精神病症状，还要考虑到药物的不良反应、患者社会功能的维持和康复，考虑到患者能获得的资源、患者家庭可能面临的困难和压力，考虑到如何预防复发，用系统思考的方法去看待整个治疗过程，即便结局可能不完美，但也可以做到问心无愧！

　　最后，祝所有的患者早日康复！

上海市杨浦区精神卫生中心　李　斌

2020 年 4 月 30 日

幸而相伴　未来可「愈」

疯牛病也会让人疯

老王哼着小调,在窗台打理着自己养的兰花。老王退休后没什么事干,就在家阳台上养满了兰花。这个冬天特别冷,老王就给他的兰花开着空调。兰花们也很争气,个个争香斗艳,今年兰花开得非常茂盛。

"菜都做好,酒也倒好了,老头子快点来吃呀!"老王老婆在客厅喊道。

"烧什么好吃的呀?"

"红烧肉,红烧鳊鱼,都是你爱吃的哦!"

"哈哈哈,老太婆辛苦了,对了,闺女还没回家呀?"

"死老头子,就知道关心你的花,她不是说了要出差几天吗?"

"哈哈,想起来了,老太婆不要生气呀!"

正当老王老两口开心吃着饭喝着小酒时,"咚咚咚"有人敲门。

"谁呀!"老王老婆从门上猫眼看去。门外站着两个陌生的彪形大汉,下意识地赶紧招手叫老王过来。老两口自然不会去开门。

"你们找谁呀?"老王喊道。

"王小花在不在家?"两个男的不耐烦地喊道。

"你们找她有什么事呀?"老王问道。

"王小花,欠我们的钱不还,现在还躲着我们,你转告她一下,叫她老实点!"门外那人凶巴巴地说。

"她怎么会欠人家钱?"

"有欠条的,白纸黑字,叫她回来和老子联系,告诉她再躲不要怪老子不客气了!"说完两个大汉走了。

老两口赶紧打电话给小花——关机状态,赶紧用微信联系女儿,发语音给她,叫她赶紧联系一下家里。

小花虽然手机关机,但微信是在电脑上登陆的。打开爸妈留下的语音,她隐隐约约知道发生了什么。关机了,追债的家伙肯定会找到自己家里去的。满脑的后悔,当时为什么犯糊涂。她纠结要不要打电话给爸妈。两老人都 60 多岁了,把事实告诉他们,他们倒下了怎么办? 不告诉他们,这件事要拖到什么时候呢?

不管了,她先给家里打个电话,问问家里到底有什么事,那些家伙不会对她爸妈下手。

"铃铃铃……"女儿的电话打来了。

老王赶紧接起电话:"闺女,你在哪儿呀?"

"爸爸,不是出差嘛,刚下飞机。"

"闺女呀,你有事瞒着我。"

"啥事要瞒着你,我好着呢,家里有啥事呀?"

"闺女啊,欠人家钱为啥不和我们说,没钱爸爸给你还不就是了!"

"……"

"你看,人家都上门来要了,欠多少呀?"

"哦,爸爸,小钱,小钱,这帮王八犊子,要钱还要到我们家去了,出差回来还他们好了!"王小花知道发生了什么,但是她装作没事,她不想让父亲知道。

"闺女,爸爸都 60 多岁人了,你是事业单位,怎么最近老是出差,我还会看不懂吗? 你有事瞒着我。"老王声音变沉重了。

王小花知道瞒不住父亲了,她忍不住哭了,把事情一五一十地说了。

故事要从一年前王小花在商场看上一款限量版的名牌包开始，她特别喜欢，但要9万元，手头没钱，开始向父母借钱买那款包，父母说你上班了可以自己挣钱，况且家里的包包已经很多了，没必要再买这么贵的包，不就买个牌子。父母不给钱，女儿便动歪脑子——找人贷款。于是她选择网贷，很快就有人约她签合同，到款非常迅速。还钱的时候发现不对了，这是借高利贷。原来借了10万，不到一年要还200万，利滚利还在不断增长。年底逼债逼得特别紧，没钱，又不想让父母担心，只能东躲西藏，骗爸妈说出差。现在是躲在外地。

　　王小花早已哭成泪人，母亲一旁听着也是泣不成声。

　　夫妇俩老来得女，女儿是他们心头肉。女儿从小就是个乖乖女，学习又好，基本没有叛逆期，没让他们操过心。老王一直以女儿为傲，觉得虽然幸福来得晚了点，但上天对他还是蛮公平的。万万没想到会落到今天这一地步——在外东躲西藏。养这么大多不容易，怎么舍得叫女儿吃这苦。整个屋子死气沉沉，老王在家抽起了烟，假装镇定地叫女儿先回家，爸爸帮你把钱还了。

　　老王的妻子这几天整天以泪洗面，在家躺了好几天。老王叫了点外卖，她也没有吃几口，嘴里不停地叨叨，"怎么办呀""怎么办呀""怎么去帮女儿呀"。毕竟这两年刚把房贷还完，家里基本没什么积蓄，200万这可是笔天大数字。

　　老王想了想，老两口都60多岁的人啦，还能有几年活呀，两眼一闭，也没啥的，最牵挂的不还是女儿吗。再说人走了什么都带不走，东西都是女儿的，于是他和老伴商量卖房救女儿（网贷高利贷是欺诈行为——编者按）。说实在，十几年前住老公房，不也是过来了吗。最初他们结婚的时候不还是三代挤在50几平米的房子吗。能用此法救女儿，老王老婆立马同意。

　　老两口拖着沉重的身体去找房产中介，想把房子早日挂牌

疯牛病也会让人疯

出去。

老王家门口有好几家房产中介，老两口以前很喜欢去房产中介看房价，看完这家看那家，看看自己房子又涨了多少。他们是2012年换的房，现在房价比那时候又翻了近两倍。老王经常和老伴吹牛说我一生做了两件最对的事情，一是娶了你，二是买了房。你看，房子一涨就相当于我又多活了一辈子，几百万呀！我们一辈子也就挣这么多呀！

在这寒冷的冬天，门外飘着雪花，老两口沿着大街走，路过好几家房产中介公司，他们不约而同地默默走了过去，像是没看见。

到了这条街的最后一家房产中介，老王拉住老伴说："已经是最后一家了。"彼此停下了，看着对方，眼泪流下来了。

透过玻璃窗看见有人站着，年轻帅气的中介小伙阿爽迎过来。他一看是老王两口子，以为又是来看房价涨没涨的。反正闲着，便习惯性地出来打招呼说："叔叔阿姨，好久没看见你们，你们的房价最近没怎么涨，不过你家房价已经很高了，房型又好……"话还没说完，看见老王两口红红的双眼和脸上的泪水。阿爽立马掏出纸巾，道歉道："不好意思呀，叔叔阿姨，遇到什么事了？进来坐坐吧，我给你们倒点水喝。"

老王家的房子当时也是通过阿爽做中介的，对他很信任，小区有哪家买卖房子的都推荐给他。老王缓缓神，吸一口气，清一下嗓子说，"阿爽，我想卖掉我家的房子。"

"叔叔，怎么了？遇到了事情？先进来坐坐，看看我能帮到你吗？"

老两口不愿意进门，进去就要卖房了，多少年的心血，两人泪流满面呆呆地站在寒风中。

"叔叔阿姨，外面挺冷的，还是到里面坐坐，我帮你们想想办法。"

"好吧。"老王深深吸了一口气，泪水夺眶而出，牵着老伴的手，走进了房产中介公司。

阿爽把老两口带进 VIP 接待室。老王知道这是他们这家公司最好的接待室。阿爽麻利地泡好两杯热茶，端给老两口。说道，"叔叔阿姨，你们喝吧，暖和暖和。"

在阿爽的热情招呼下，老两口把女儿的事情讲述了一遍后，在接待室里放声痛哭。

阿爽同情地说："叔叔阿姨，你们的苦我知道，但卖房毕竟是件大事，你们要慎重考虑呀！"

"孩子呀，你知道，这个高利贷不还，不知我的女儿会被折磨成什么样，到时候我的房子全卖了都还不清，现在还了我还可以换个小房。"

阿爽想想也是，尽快高价帮老王卖了房子，拿到现金才是唯一的出路。老王表示愿意低于市场价 50 万卖了。阿爽把老王的房子定价后挂在中介网上，且特地标明"急售，要现款，可低于市场价"，同时发到自己的客户群。

经过阿爽的努力，一周内帮老王找到了买家，低于市场价 30 万，签好合同，买家很快资金到账。老王把女儿欠的钱全部还清了。根据合同对方资金全部到位后，老王全家要搬出去。但他觉得卖房租房总归不是个事，希望中介给自己找个小房子。一天老王去感谢阿爽帮他全家渡过难关，并告诉他还完债，自己还想用剩下的钱买一套小房子。阿爽结合老王的预算很快找到了他想要的房子。他带老王夫妇看完房，签好合同，帮他们办理了过户手续。

到 2018 年 3 月，老王两口子的生活总算归于平静，也搬进了新买的小房子。女儿心怀愧疚，对父母更加爱护、孝顺，不再追求什么名牌了。她还学会了做西点，休息时，会给家人做点好吃的，二老心中有所安慰。

疯牛病也会让人疯

生活步入正轨不久，2018年6月，老王妻子发现老王最近一个月变了，变化很大，老王已经不再是原来的老王——

老王的生活习惯变了。原来老王每天要喝三两白酒。最近一个月，即使妻子烧了好菜，希望和他一起喝点酒，但是他也不喝。老王妻子想他是否吝啬钱，以前喝的酒比较高档，现在钱不多了，舍不得喝酒，估计这也正常。

老王的性格变了。老王原先是一个比较外向的人，最近一个月老王话少了，淡漠了很多。老伴想家里经历这么大的事情，辛辛苦苦一辈子挣的钱，买了个大房，现在一下回到"解放前"了，蜗居在小房子。住小房子压抑，不开心这也正常。刚住进新房的快活是装给女儿看的，省得女儿有心理负担，其实内心的坎还很难迈过去。太太开始也会有意无意地在家里讲讲笑话，但老王不接茬，她也就算了，过日子嘛，总归是粗茶淡饭，不说话就不说话吧，只是希望通过时间来疗愈老王的内心。

老王有点变傻了。不知道怎么回事，最近一个月老王变傻了，前面说的事情，后面就忘了。有时候会不穿衣服在家里走动，上完厕所甚至不擦屁股。晚上睡觉也不好，有时候一整夜都睁着眼睛，基本生活方面的事都需要老伴督促。

老王老婆很多事情还是自己藏着，不想让女儿知道，万一女儿知道肯定会伤心的，只能一个人默默地在背后流泪。老王老婆叹息老王最后还是被现实打垮了，自己命苦。

这一周，老王整天躺在床上，不叫他吃饭就不吃饭，喝水也要老婆照顾，大小便都在床上。老王老婆还是想瞒着女儿。周末女儿发现父亲不起床，妈妈却说让爸爸再睡会，估计累了。

到了中午，老王还是躺在床上，女儿跑过去叫爸爸，但是老王躺着，面无表情。

女儿很伤心，父亲是不原谅自己犯的错，她哭了，跪着求爸爸不要折磨自己,可以打她骂她,起床好好吃饭。以后自己挣的钱都给他,我们全家以后的日子会慢慢好起来的。

对于女儿的伤心,老王无动于衷,依旧面无表情。

老王老婆知道瞒不住了,把她爸爸的变化告诉女儿。王小花清楚,要是自己这么哭父亲肯定也会哭的,不可能面无表情,不可能会糊涂到大小便在床上呀。想着会不会是生病了,会不会得了老年痴呆。自己以前去养老院做志愿者的时候,看过有些痴呆的老人也不知道大小便的。

小王叫来亲戚一起陪他父亲去看病,用轮椅推他去家附近的医院。医生给他做了头颅 CT 检查,没发现什么问题。为了查明病因,建议住院治疗,还可以排除一下梅毒性老年痴呆,梅毒性老年痴呆也会很快影响认知功能的。王小花想,父亲在家里不吃不喝也不行,住院可以补补营养,查出病因。

后来老王住院治疗一周也不见好转,已不认识家人,偶尔出现自言自语,晚上说看见有鬼。家人问医生为什么会这样,医生告诉他们目前存在几个明显症状:认知功能差,有像痴呆样表现;出现精神症状的幻觉,有可能和戒酒有关,是停酒以后戒断反应,是谵妄的表现;患者出现这种不语,可能是缄默,可能因为买房之后出现重大创伤,创伤后应激障碍,毕竟受到这么大的打击;当然,也不能排除抑郁症,抑郁症也会出现假性痴呆、缄默状态。建议去精神科住院治疗。

于是,将老王又从神经内科转到精神科住院治疗。专家讨论后认为不排除患精神疾病可能。先给予精神科抗抑郁药物治疗,治疗两周发现患者仍然不见好转。精神科组织疑难病例讨论,考虑老王疾病属于躯体疾病可能性偏大。使用抗抑郁药物两周一点都没有改变,患者甚至出现不能行走,吞咽也慢慢出现困难,查体发现有神经系统病理性体征。有医生提出,如果短期内认知功能下降，排除了梅毒，有可能是疯牛病。这时老王老婆回忆说，老王喜欢吃煎牛排的，她女儿曾经托国外的朋友买过牛肉。

老王老婆想办法转到全国神经科最好的华山医院就诊。经过住院治疗，再次 MRI 检查，结果提示脑白质蜂窝样改变，考虑疯牛病可能性大。很快给他完成了腰部穿刺，把脑脊液送到北京国家疾病预防控制中心检测，继续按照疯牛病治疗。

后期我们电话联系老王老婆，她说没多久北京那边出了报告，确诊是疯牛病。不到两个月老王便离开了人间。尽管最后没有救回老王，至少算是死得瞑目。虽然很惋惜，老王老婆非常感谢我们最后几方联手诊断出老王的病。我们给她做了一次电话心理疏导。

希望老王在天堂没有痛苦。

通过这个案例，我们学到了新的知识。精神科疾病有多种多样的表现，对于突发性的认知功能下降，我们要多一条思路，还要考虑是否是朊病毒感染。尽管朊病毒的病死率非常高，目前也无有效的治疗，但作为精神科医生要善于从精神科之外考虑疾病，以便更全面地认识疾病。

上海市徐汇区精神卫生中心　李　君

2020 年 3 月

我和小琳的故事

　　作为一名精神科医生,在临床上见的患者一部分是住院患者,这些患者住院时间很久,对医生很熟悉。医生见到的大都是患者处于住院状态,对于患者以往情况的了解限于病史和患者自述。另外一部分是门诊患者,很多都是来配药的,有时候很久也见不到患者本人,更谈不上对患者深入详细的了解。所以很多时候,医生和患者的关系就是看病的关系,其他的交流或者患者日常生活的很多方面不甚了解。在多年的临床诊疗中,有一个患者或者说是患者朋友小琳的经历给我留下深刻的印象,她遇到的问题有一定的代表性,能够给医生和患者很多启发。下面讲讲我和小琳的故事。

　　初次认识小琳很偶然,我到朋友家做客,朋友的妹妹就是小琳。大概在1998年的夏天,朋友刚刚生好小孩,我去她家探望。恰好遇到她妹妹,大概读初中的样子。当时小琳随父母一起来上海看望姐姐,顺便来上海治疗脊柱侧弯的毛病。给我的第一印象是小姑娘比较腼腆,显得比同龄人瘦小。朋友解释说因为先天脊柱畸形的问题,妹妹从小身体不是太好,正好趁来上海的机会去大医院检查一下,看看能不能通过手术矫正。后来据朋友说小姑娘在上海做完手术矫正,效果还不错,休学一段时间继续上学了。本来就是一次偶遇,我未曾料到一个家在外地的仅有一面之缘的小姑娘,与我以后的工作发生了很多交集,也遇到很多意想不到的问题。

再次见到小琳已经过了 11 年。2009 年 7 月，我接到朋友的电话，说有个患者需要我看一下。我说好的，到医院直接看我门诊就可以。当朋友及其父母亲陪着小琳一起到医院的时候我还真吃了一惊，没有想到需要看病的是小琳。十多年过去了，小琳身材变化不大，仍然显得比较矮小。因为大家比较熟悉，朋友就直接开门见山介绍了小琳的情况。小琳学习比较用功，也很聪明，非常顺利考上华中一所名牌大学，读的是财务专业，同时兼修英语毕业，大学毕业时候已经考出专业英语八级证书。因为哥哥姐姐都在上海工作，老家离上海也不远，所以小琳也在上海顺利找到了自己的第一份工作，并且已经在一家公司工作快两年了。她来我医院的目的是希望能够住院治疗。我说不急，先看看再说，因为表面上小琳还是比较平静和配合的。

当我了解病史和小琳交谈之后，只用不到半个小时就完成了诊断，开具了入院治疗单。原来小琳在我这里看门诊之前大概已经有三个月的病程。小琳在 2009 年 4 月份时候因为工作比较紧张，加上要考财务相关资格证书、要换租房子等，感觉比较疲劳。4月 25 日突然觉得周围的人都在盯着她，坐公交车有人跟踪，凭空听到警察要抓她的声音，5 月 1 日起症状明显加重，求治于专科医生，诊断为"精神分裂症"，予维思通、阿立哌唑口腔崩解片（博思清）治疗，病情好转，至 7 月份恢复上班后上述症状又重新出现，走在路上有人骂她、跟踪她，自称听到上帝的声音，入院前一天突然吞服多粒克感敏想自杀，后送到医院洗胃对症处理。家属感到病情严重所以到医院看门诊，要求住院治疗。

听到小琳的父母和姐姐描述病史之后，我第一印象小琳就是比较典型的精神分裂症，而且在家服药没有很好地控制病情，复发了。通过仔细的精神检查，我发觉小琳神志清楚，仪态整齐，沟通比较合作,对答切题。存在十分明显的言语性幻听,内容和对象模糊不清,有评论性幻听,自称听到上帝在批评自己种种缺点,身材矮小啊,工作能力不行啊,等等。交谈过程中思维散漫,存在明显的被跟踪感和牵连观念,觉得所有人都在对自己指指点点,走到哪儿都有人专门跟踪自己,情绪受到精神症状影响,非常紧张。智能好,缺乏自知力。明确诊断之后我立即开了入院通知单,先把小琳送入病区进行治疗。

因为和小琳的家属本来就熟悉,所以在将小琳送入病区治疗之后和家属进行了沟通,主要对疾病诊断、治疗、预后等相关问题进行了健康宣教,同时了解小琳的一些个人生活经历。家属反映小琳自从脊柱侧弯手术之后学习比较用功,考上大学之后也比较顺利,学习非常努力,成绩也很好。毕业之后因为哥哥姐姐家人都在上海,所以也很顺利在上海找到工作。平时自己也很独立,很少麻烦哥哥姐姐及父母。总体来说蛮正常,也没有什么个人感情方面的困扰。最近可能因为工作、学习、考试、生活等压力比较大,不能承受,有点失控,本来家人以为只是暂时性的,吃药和休息一段时间就会好的,没想到不到三个月疾病复发,甚至出现服药自杀的表现。家属也觉得很难理解,因为家族中从来没有类似的患者和异常表现。我明确告知家属,从病史和精神检查来看,小琳诊断精神分裂症毫无疑问。接下来需要所有人包括小琳本人接受疾病的事实,作为家属可能比较难以接受,尤其是精神分裂症这样的严重精神疾病。首先家属需要接受的就是目前小琳处于精神分裂症的急性发作期,存在大量精神病性症状,还有消极自杀行为,风险评估极高,需要接受正规疗程的住院治疗。不能抱有侥幸心理,认为只是暂时性想不开或者工作压力大,休息休息开导开导就会恢复正常。其次,精神分裂症是一类病因不明,常见于青年人,病程迁延,需要长期甚至终身治疗的疾病,患者在患病以后注意力、工作能力、承受压力等方面都会有影响,所以家属要接受以后小琳的总体社会功能和工作能力下降的事实。还有就是需要终生服药治疗,不能停药或者终止治疗,事实上入院前家属和小琳本人以为病情稳定停药后就可去上班,却复发。前前后后我把该疾病家属需要注意和接受的要点都宣教了一遍。因为小琳第一次住精神专科医院治疗,我也没有多大把握家属能够全部听进去,作为专科医生和朋友的双重身份,我耐心地把疾病的相关知识告知他们。当然,我也知道,很多对于医生来说是经验和常识,对于家属来说需要花大量时间和事实来验证,短时间很难接受,还抱有希望和幻想,希望小琳只是一过性的、暂时的不正常,住院治疗调理一段时间之后就会逐步恢复健康的。我也知道,医生有些忠告需要在以后的康复治疗过程中,家属才会慢慢体会的。

　　小琳住院之后因为症状非常典型,所以确诊为精神分裂症。因为体质偏弱,加上入院前使用的维思通等有明显的药物不良反应,尤其是比较严重的锥体外系反应,如肌张力增高,吞咽困难等,综合考虑决定使用奥氮平治疗(因为该药是自费的,一粒将近30元,一个月的治疗费用大概需要 900～1800 元。好在家属表示会全力支持)。在使用奥氮平之后,小琳的所有精神病性症状完全消失,幻听、妄想消退,情绪稳定,对于自己发病期间的精神症状也能够回忆和分析。最后又住院巩固治疗一个月达到临床痊愈,符合出院标准,顺利出院了。出院当天我再去看小琳的时候也觉得她恢复得很好,叮嘱她要坚持服药和定期门诊随访。说真的,看见自己熟悉的人达到临床痊愈的样子,由衷地为她感到高兴。当然,作为精神科医生,自己也知道,对于小琳来说控制了精神症状,顺利出院还只是第一步,后面的路还很长很长,以后的多年门诊和交往逐步印证了我的预估。

　　出院之后小琳能够按照医嘱按时服药,定期门诊来见我。随着服药时间的延长,药物的不良反应也逐步显现,奥氮平最明显的不良反应就是明显发胖,半年不到,小琳基本上以休息为主,没有去工作,体重将近增加了 15 千克,整个人也完全变了模样,发胖了不少,小琳为此非常苦恼,在门诊的时候也表达了自己的担心。对于奥氮平这种体重增加的不良反应,几乎所有患者都会遇到。好在前期体重增加比较明显,半年之后基本上不再持续增加。与此同时,我鼓励小琳适当增加一些活动,比如散步,家务劳动,逐步恢复工作。小琳对其他药物的不良反应更加不耐受,而奥氮平的治疗效果和不良反应综合比较下来还是适合小琳的。

作为医生,我根据小琳的实际情况不断调整药物剂量,使药物剂量既能够控制她的精神症状,同时又能最大限度地降低药物不良反应,提高小琳长期服药的信心和效果。当然在长期服药的过程中,小琳也会出现厌烦情绪和偶尔断药的情况。每当出现这种情况,我都会反复和小琳及其家属沟通,强调坚持服药的重要性和必要性。同时请家属一起帮助和督促小琳按时服药,即使偶尔漏服一次药也不要过分纠结,不会因为偶尔漏服影响治疗效果。但是必须长期坚持服药,我告诉他们,精神疾病是慢性病,糖尿病、高血压也是慢性病,都需要长期服药。相对于糖尿病、高血压,精神疾病服药的次数和剂量、品种要简单得多。何况所有药物都有不良反应,医生会根据患者的实际情况调整到合适的剂量和频次。

在小琳长达 11 年的延续治疗中,虽然有时也有厌烦情绪和偶尔断药情况,基本上能够维持至今。小琳也没有因为病情反复而再次住院治疗,同时维持治疗也是小琳逐步恢复正常生活的重要保证。

作为医生,我们不仅仅满足于控制患者的精神疾病急性发作、精神症状消失,更重要的是希望患者能够临床痊愈,逐步回归社会,恢复正常生活。理想是美好的,现实却很残酷。以往住院的患者中大多数参加工作比较早,青年期发病以后基本上都是病休或者提前退休,患者的基本生活和基本医疗能够保障。有些虽然没有工作,但是本市户籍会有低保和精神残疾补贴,加上家属的支持,绝大部分患者个人基本生活还是有保障的。随着时代的发展,现在我们遇到的精神病患者很多没有固定的工作和稳定的劳动合同关系,而且因为患病、不能坚持工作、服药等原因,很难坚持完成本来可以完成的工作。患者患病之后存在注意力不集中,工作能力下降,工作效率下降,所以工作也不是很稳定。小琳也遇到这样的困境,本来作为名牌大学的毕业生,加上专业英语八级的优势,在上海找份工作还是容易的,在患病以后最明显的改变就是注意力难以集中,原来比较容易完成的工作现在也觉得困难,尤其是需要高度集中注意力的财务工作明显力不从心,加上工作地点离自己住所太远,每天要花大量的时间在交通上,身心非常疲惫。所以不得不辞去原来的工作,小琳又没有上海户籍,没有工作也就没有收入,也没有医疗保险,虽然有家人的帮助,但是毕竟不是长久之计。为此她本人非常苦恼。有时也会出现失眠和情绪波动。可见,工作问题也会影响小琳的病情。作为医生和朋友,我明确告诉小琳及其家属,遇到的问题非常现实,患病之后疾病本身和服药都会导致个人的认知功能受到影响,如注意力不集中,容易疲劳,工作效率下降,要慢慢学会接受。恢复工作和完成力所能及的工作,对于保持小琳的社会功能和康复非常有好处。同时,对于小琳个人来讲,需要降低自己的心理预期和目标,不建议从事注意力高度集中的工作,可以发挥自己的英语专业优势,找一个工作相对轻松,上班地点不是太远的工作,这样可以最大限度地避免病情反复或者加重。小琳及其家属经过认真考虑之后接受了我的建议,很快就在自己住所附近找到一个相对比较轻松的培训工作。虽然收入比原来有所降低,但工作压力小,上班比较近,自己也有更多的休闲时间,人也轻松和活泼了不少,情绪也比较稳定。目前,小琳一直坚持工作到现在,小琳自己、家属以及周围同事,也没有感觉她是一个患者,需要特殊照顾。我也由衷地为小琳感到高兴。

小琳工作以后和我的联系以电话为主,配药就由家属代替,每次我都会问起她的目前情况,要求小琳把我当作医生朋友,在关键时候主动咨询和听取我的意见。

大概在 2015 年左右,小琳恋爱准备结婚,前来咨询我的意见。了解了小琳恋爱结婚对象之后才知道,小琳的未婚夫是她以前的邻居,双方比较了解,家长也相互熟悉,目前也在上海工作。出于谨慎和以往的经验,按照国家相关规定,小琳病情稳定多年,社会功能保持良好,可以结婚。不过,我建议小琳及其家属把曾经患病、目前治疗情况如实告知对方,不要隐瞒,请对方考虑清楚之后再开结婚证书。由于双方彼此非常熟悉和了解,开诚布公之后,小琳未婚夫表示理解和接受,所以小琳顺利结婚。婚后两人相互照顾和支持,没有因为小琳患病服药发生矛盾。当然双方家长的大力支持也是很重要的。婚后另外一个非常现实的问题是关于生育孩子的问题。两年之后小琳及其家属向我咨询生育的现实问题。我告知他们法律没有禁止患者生育,同时也指出她自己存在的现实问题,高龄(小琳已经超过 35 岁了),以前做过脊柱侧弯手术,骨盆狭窄,自己的居住条件和户籍、工作、收入、住房等诸多现实问题,还有精神分裂症有遗传倾向和一定的风险等相关知识。小琳经过综合考虑暂不生育孩子。不过,我也看出她还是非常希望能够做母亲的,只是后来因为丈夫的一些自身原因,没能够实现这个愿望。现在双方也接受了这个现实,不再困扰他们双方及其家长了。

从认识小琳到现在已经 20 多年了,我和小琳之间也从素不相识到医患关系,以及信赖的朋友关系。我见证了她从青涩少女到

我和小琳的故事

大学毕业，工作，生病，康复，恋爱，结婚等人生很多重要时刻。这一路走来有很多沟沟坎坎，也有很多困难时刻，好在在小琳自己、医生、父母、哥哥姐姐、爱人等的帮助下，小琳的病情一直控制得很好，坚持服药，正常工作、生活。病情没有复发和加重，单从外表来看和正常人几乎没有差别。作为医生兼朋友，我也为小琳感到高兴，能够看见小琳目前幸福平静的生活，回归社会，这也是我获得的最大成就感。

其实，生病是每个人都会遇到的现实问题，精神疾病也不例外，无论是患者家属还是医生，都要积极面对，承认疾病是生活的一部分，主动寻找专业医生的指导，长期服药，定期门诊，了解相关知识等，都是非常有帮助的。精神分裂症这一类目前病因不明、不能彻底根治的疑难疾病，长期坚持服药非常关键。说起来容易，真的坚持终生服药是非常不容易的，需要医生反复健康教育、患者配合、家属督促等。最重要的就是家人无条件的支持和关怀。无论是在工作上、生活上、经济上、情感上，小琳的家属一如既往地帮助、支持和关心，这也是小琳康复、病情稳定、恢复正常生活的重要保障。

愿世间没有病痛，愿所有人幸福平安！

上海市黄浦区精神卫生中心　张六平

2020 年 5 月 9 日

幸而相伴　未来可「愈」

重　生

　　大家都听过童话故事丑小鸭会变成白天鹅，而我至今都没想明白我怎么会走向童话故事的反方向。我曾经也是人们口中"别人家的孩子"，满身闪耀着光环：长相漂亮，聪明懂事，在父母的严厉管束下我以优异的成绩度过了小学、初中的学习生涯，顺理成章地进入了一所市重点高中。周围人见我就夸，父母也以我为傲。这样的美好直到高二的时候戛然而止。一次期中考试，由于我过度紧张考砸了，老师质疑的眼神、同学的嘲笑、父母的不满意都一起向我砸过来。从此我开始失眠，提到考试就开始紧张到无法自拔。

　　刚开始是考试紧张，失眠，成绩也随之下降，父母看到我这样，以为我早恋，甚至在上学、放学路上跟踪我，查探有没有"可疑"对象，有时候路上和男生打一个招呼，回来也要被盘问好久。结果并没有他们怀疑的情况产生，排除这个因素后，他们开始认为我学习不够努力，几乎每天要给我做思想教育工作，让我不厌其烦。而后又给我在周末报了很多补习班，本来就因失眠而精力不济的我勉强去上所谓的补习班，可是老师说什么我根本听不进去，成绩也每况愈下。就这样在这种混沌的时光中结束了我的高中生活，我的成绩只能进一所专科学校学习。

　　在专科学校的学习比较轻松，可是和我对自己的期望相差很远，更遑论父母的期望，他们开始"鼓励"我考专升本，不然以后工作都找不到,好的男朋友更不用说。他们开始讨论各种专业,如何提升,等等。慢慢地我开始发脾气,在家砸东西,晚上自言自语,傻笑,学校当然也去不成了。父母终于意识到了问题的严重性,送我去市精神卫生中心就诊,父母听到一个熟悉而陌生的诊断——精神分裂症。可以想象那时候父母肯定觉得天都塌下来了,可是那时的我可能是最无压力的时候吧?因为我的记忆很模糊,模糊到不知道发生了什么。

住院半年后,我出院了,虽然意识不再像以前那么混沌,但是大脑已经不听使唤,很简单事要想很久。亲戚们听闻我精神上有障碍,都不怎么提及我了,即使说起也是一副可怜我的模样,对我家也是退避三舍。同学也对我越来越疏远,我也宁可自己躲起来,不出门,不见任何人。我没想到出院后首先来看我的竟然是一位社区医生,陪同的是一名居委会干部。我听到她自我介绍姓韩,是社区精神病防治的随访医生。我很抗拒别人的到访,躲在房间里没有出来。父母因为害怕邻居知道我的病情,没有给那位韩医生继续说下去的机会,我听到父母严词拒绝了那位医生,威胁说下次再来要打她,并且把她轰出门外。

本来我们一家人都以为这位韩医生不会再来了,然而我们都想错了,我们忽视了这位医生的职业性,过了几天她又敲响了我的家门,父母把她堵在门口,很强势地表示我们不接受她的随访。她没有放弃,依然很诚恳地跟我父母反复强调我是第一次发病治疗,如果经常由医生随访病情变化、指导用药等情况,以后可以减少复发的机会,对我的预后会有很大帮助。父母听到对我有好处,才勉强让她进了门。我发现爸妈虽然让韩医生进了家门,可是对她的各种说法反复斟酌。他们不想让邻居、居委会的人知道,认为韩医生只是为了工作才来到我家,并不是真正要关心我,尤其是妈妈声音有点不受控制,就在说话当口,我爸爸由于情绪比较激动,觉得胸闷瘫坐下了。然后那位韩医生立马教爸爸放松呼吸,询问爸爸近期的身体状况和症状,建议爸爸去做次体检,可能是心肌缺血。父母把爸爸的不适全部归结于社区医生的到访,爸爸脸色顿时黑了下来,觉得韩医生的话危言耸听,果断拒绝了韩医生对我随访的要求。

虽然爸爸对韩医生的话嗤之以鼻,但是妈妈还是不放心,催爸爸去做检查,爸爸拗不过妈妈,被迫去做了检查。不幸之中的万幸是爸爸虽然被查出是早期肺癌,但门诊医生说由于发现及时预后比较好。当韩医生再次上门做工作时,爸妈主动把她迎进门,当作救命恩人一样千恩万谢。因为上一次的事件,可以说韩医生救了爸爸一命。当妈妈硬逼着我出房间我才看到这位医生的脸,这位女医生个子不高,皮肤白白的,脸圆圆的,戴着一副眼镜。她坐在沙发上笑盈盈的,看到我很不情愿地走出房间,流露出很关切的眼神,还和蔼地向我做了自我介绍。我能感觉到她很想和我建立关系,但是我只是对她笑笑,没有和她交流,就像妈妈说的她只是想完成自己的工作任务吧。虽然我没有表现出很强烈的反感情绪,但始终没有和她多交流。她见我话不多,跟我说以后和我熟络了就好。这是我和韩医生的第一次见面。

韩医生一个月来我家一次,每次我都躲在房间以各种理由拒绝和韩医生见面,她也只能向父母询问有关我的情况。妈妈曾经提出要把我拉出房间跟她交流,韩医生立即阻止了妈妈,让妈妈不要勉强我,她给了我足够的尊重。我听到她在客厅指导父母日常和我交流的方式,告知一些药物不良反应的表现等。我不肯见她,韩医生没有生气,还每次带上血压计,给我父母测量血压,交代我和爸爸用药和日常生活注意事项。父母多次用他们觉得正确方式试图劝我,但我还是不愿意见任何人,也不出门。我每天吃着药,过着行尸走肉的生活,我觉得这一辈子就这么浑浑噩噩地过了,直到有件事彻底把我打入了十八层地狱。

我曾在班里暗恋了一位男生，因为在成绩上遭受接连的打击我变得不自信，所以连表白的勇气都没有。接着我生病不得不离开学校，内心依然舍不下那份情愫。有一天在同学微信群里，有同学聊起了我，他竟公然在群里称呼我是一个神经病，我顿时觉得有根支柱彻底崩塌了，从那天起妈妈给我吃的药，我都偷偷吐出来，把药收集起来。我开始不服药，可想而知我的状态越来越差，随后我的意识也越来越不清晰，耳边总有个声音叫我去死。某天趁爸爸出门、妈妈不注意的时候，我把藏起来的药一次性吞了下去，没多久我就失去了意识，感觉这就是痛苦的终点吧，父母可以不用再为我操劳。

我醒来的时候是在一个忙碌的陌生环境，惺忪地睁开眼看到满是关切的父母，还有一位就是韩医生，她的眼神是那么温柔和急切。事后我才知道那天韩医生正好来我家随访，问妈妈我吃药的不良反应和情绪等情况，妈妈觉得让我当面回答会比较清楚，当妈妈进房间发现我的异常后，大喊了一声便瘫软倒在了地上，只知道哭。韩医生听到喊声立即跑到我房间查看我的情况，她怀疑是过量服药所致，立即打了电话120，跟急救人员说明了我的情况，并且陪同我一起去医院就诊。那时的妈妈已经不知所措，只是一味地哭，整个就诊过程韩医生像一位陪自己孩子看病的家属忙出忙进。韩医生救了我一命！接下来在韩医生的安排下我住进了精神病医院……在医院的日子我变得越来越沉默寡言。

再次出院后我的状况让父母很担心，除了吃饭睡觉，我几乎不说话，妈妈也顾不得其他了，主动邀请韩医生来看我。韩医生如约到我家，看到我的消沉，她没有像妈妈盯着絮絮叨叨地给我讲道理，她只是温柔地告诉我，如果我愿意和她交流，她在这里。她便不再多说什么，坐在我的身旁。我不知道大家有没有在不经意的情况下观察过一个人,那一刻一束夕阳映在韩医生的脸上,坐在那里的她给人一种温暖感,同时她的接纳也感染了我。我告诉她我现在没有朋友,曾经暗恋的人说我是精神病,也不能上学,所有人都歧视我,将来的生活已经没什么希望,只想早点结束自己的生命,不想拖累父母,说完我就泣不成声。韩医生一边给我递着纸巾,一边安慰说:如果我的行为真的结束了自己的生命,父母这辈子难道就解脱了?他们会一辈子在悲伤和自责中度过,他们唯一的女儿没有了,是因为他们没有照看好她。选择用死亡来做逃避的方式很傻。韩医生的话让我陷入了思考,我只想到自己的解脱,没有考虑父母将来的生活,我太自私了。

　　一周之后,韩医生特地到我家,征求妈妈和我的意见,现在有所阳光心园的康复机构,韩医生说我符合入园资格,心园里是和我一样的学员,大家可以交流,而且心园有定期的康复活动大家都可以参与,平时只需要付一些午餐费就行。妈妈听了很兴奋,立即同意了。韩医生看到了我的犹豫,劝慰我可以先试试,如果试了不行可以不去。我勉强答应去试试,就这样,我开始了在阳光心园的生活。我没有抱太大希望,或许只是为回馈韩医生的热心和让父母安心。

　　如果说我前面的生病经历很不幸,那么进入阳光心园则是幸运的开始。刚开始我比较拘束,心园老师总是鼓励我,没有几天我就逐渐适应了心园生活。因为我学历较高,心园老师让我带领学员学习,平时让我参与一些管理工作,心园活动的通讯稿也由我来写,大家都称我小才女,我逐渐找到了一些自信。心园里的学员各有各的不幸,我们一起学习,一起聊天,我们在一段时间的磨合中建立了友谊。我,又有朋友了。韩医生还是一如既往地关心我,我有情绪波动会习惯性地找她倾诉,她总是对我的情绪很接纳,耐心听我述说,慢慢地成了我最知心的朋友。很久以后我才知道是她跟心园老师提前沟通好,给我多鼓励和支持,她真心地从我的角度来考虑问题,韩医生就像一道光照进了我满目疮痍的生活。

在韩医生的鼓励下,我参加了花艺培训班,而且顺利考出了证书。最值得说道的是我本来就是很内向的人,上台演讲是我不敢想象的事情,当她知道有一个上台演讲的机会时,就一直开导我,让我突破自己。于是我每天在心园学员面前演讲,我变得越来越自信,再加上前面写文章的功底,我顺利地参加了比赛,更令我惊喜的是还获得了名次。父母也惊讶于我的变化。

现今,我已经可以正常参加工作,虽然不是父母曾经期望的高大上的地方工作,但是我享受现在这种踏实稳定的感觉,可以自己工作,有同事、朋友,像正常人一样生活。可能这是一个正常人无法理解的心理状态,因为没有失去过,就不会懂得现有一切的珍贵。我很感恩韩医生当时没有放弃我,用她最真挚的爱心陪我一路成长;也感恩社会再次接纳我,让我重新看到了人生的一缕阳光。我特别想告诉大家,生病了不可怕,可怕的是你因此而放弃自己,一蹶不振,当你自己没有办法找回自己的时候,请紧紧抓住愿意帮助你的人,因为松开了你就是放弃了整个世界,只能在黑暗里沉沦。

韩医生就像黑暗里的夜明珠,照亮了我曾经的暗夜人生,她拯救了我和我的家庭,让我得到了凤凰涅槃般的重生,这是医者的大爱。

上海市徐汇区精神卫生中心　张　芬

2020 年 6 月

图书在版编目（CIP）数据

幸而相伴，未来可"愈"：我和我的患者案例集/占归来主编. —上海：复旦大学出版社，2021.4

（精中小哥哥系列科普）

ISBN 978-7-309-15599-0

Ⅰ.①幸… Ⅱ.①占… Ⅲ.①精神病-病案 Ⅳ.①R749

中国版本图书馆 CIP 数据核字（2021）第 064012 号

幸而相伴，未来可"愈"：我和我的患者案例集

占归来 主编

责任编辑/贺 琦

复旦大学出版社有限公司出版发行

上海市国权路 579 号 邮编：200433

网址：fupnet@fudanpress.com http://www.fudanpress.com

门市零售：86-21-65102580 团体订购：86-21-65104505

出版部电话：86-21-65642845

常熟市华顺印刷有限公司

开本 890×1240 1/32 印张 6.75 字数 163 千

2021 年 4 月第 1 版第 1 次印刷

ISBN 978-7-309-15599-0/R·1866

定价：46.00 元